GRABBE SCHLANK UND FIT MIT DINNER-CANCELLING

DIETER GRABBE

SCHLANK UND FIT MIT
DINNER-CANCELLING
Das neue Ernährungskonzept

IRISIANA

IRISIANA

Bildnachweis:
PhotoDisc, Inc. 1999 (S. 19, 22, 26, 32, 40, 58, 69, 104, 109, 110); Robber-
ball Productions, 1997 (S. 27); CMA, Molke (S. 59, 81); Tee-Express Herbert
Stroh (S. 61); CMA, Butterschmalz (S. 64); Zespri Gold Kiwifrucht (S. 95)

Die Deutsche Bibliothek – CIP-Einheitsaufnahme
Grabbe, Dieter:
Schlank und fit mit Dinner-Cancelling : das neue Ernährungskonzept / Dieter
Grabbe. – Kreuzlingen ; München : Hugendubel, 2002
(Irisiana)
ISBN 3-7205-2362-4

Umschlaggestaltung: Zembsch'Werkstatt, München
Produktion: Maximiliane Seidl
Fachliche und konzeptionelle Beratung: Aljoscha Schwarz / Ronald Schweppe
Satz: Impressum, München
Druck und Bindung: Huber, Dießen
Printed in Germany

ISBN 3-7205-2362-4

Inhalt

Vorwort

Das Abendessen überlasse deinen Feinden.
Alte chinesische Weisheit

Liebe Leserin, lieber Leser,
die alte chinesische Weisheit, die da besagt: »Das Abendessen überlasse deinen Feinden« hat auch in unserem Kulturkreis eine Entsprechung gefunden und sicher kennen Sie das Sprichwort: »Morgens sollst du essen wie ein Kaiser, mittags wie ein König und abends wie ein Bettler.« Aber wussten Sie auch, dass in dieser einfachen Volksweisheit ganz konkrete Möglichkeiten stecken,

◆ um Ihre Gesundheit zu schützen,
◆ Ihr Aussehen zu verbessern und
◆ Ihr Wohlbefinden innerhalb kürzester Zeit zu erhöhen?

Auf den folgenden Seiten möchte ich Sie in die Geheimnisse des Dinner-Cancelling einweihen. Mit dieser ebenso einfachen wie wirkungsvollen Wellness-Methode können Sie sehr viel für sich tun – nicht nur für Ihren Körper, sondern auch für Ihr seelisches Wohlbefinden.

Hinter der Dinner-Cancelling-Strategie stecken jahrtausendealte Erfahrungen. Dennoch: Erst die aktuellen Erkenntnisse der Ernährungs- und Anti-Aging-Forschung haben das Interesse an dieser natürlichen Wellness-Diät heute neu geweckt. Dass Dinner-Cancelling immer öfter von Medizinern und Anti-Aging-Spezialisten empfohlen wird und zunehmend im Angebot von Kurkliniken und Beauty-Farmen auftaucht, hat viele gute Gründe, die Sie im Folgenden kennen lernen werden.

Dinner-Cancelling: eine ganzheitliche Wellness-Diät für Körper, Geist und Seele

Als Personal-Trainer, Gesundheits- und Ernährungsberater arbeite ich täglich mit den unterschiedlichsten Menschen. Meine langjährigen Erfahrungen haben gezeigt, dass die einfachsten Lösungen für mehr Wohlbefinden und eine bessere Gesundheit meist die besten sind. Etwas mehr körperliche Bewegung, etwas weniger Stress – und schon lassen sich bemerkenswerte Erfolge erzielen. Besonderes Augenmerk sollte jedoch immer auf die Ernährung gelegt werden.
Durch Dinner-Cancelling erfahren Sie, dass der Weg zu Wunschgewicht, stabiler Gesundheit und einer Verjüngung des ganzen Organismus we-

Dinner-Cancelling verhilft Ihnen ganz einfach und effektiv zu Ihrem Wunschgewicht, zu besserer Gesundheit und jugendlichem Aussehen.

der kompliziert noch anstrengend sein muss. Wie weit reichend die wohltuenden Wirkungen einer so einfachen Methode wie Dinner-Cancelling sind, können Sie aber nur erleben, wenn Sie sie selbst ausprobieren. Indem Sie sich entscheiden, etwas für sich zu tun, haben Sie bereits den ersten wichtigen Schritt getan!

Wie die weiteren Schritte aussehen, wie Sie Umwege vermeiden und Ihre Ziele auf direktem Wege erreichen, wie Sie abnehmen und sich dabei auch noch rundum wohl fühlen können – all das möchte ich Ihnen in diesem Buch zeigen.

Dieter Grabbe

Dinner-Cancelling – ein Überblick

Der Begriff »Dinner-Cancelling« kommt aus dem Amerikanischen. Dahinter steckt ein einfaches Prinzip: Das »Dinner« (= Abendessen) wird »gecancelt« (von »to cancel« = »streichen, weglassen, ausfallen lassen«). Dinner-Cancelling heißt im Grunde also nichts anderes als »Abendfasten«. Entscheidend ist dabei jedoch, dass Sie das Abendessen nicht irgendwie und irgendwann ausfallen lassen, sondern dabei mit Köpfchen und System vorgehen. Als ganzheitliche Strategie für Gesundheit, Wohlbefinden und Gewichtskontrolle macht Dinner-Cancelling nämlich nur dann Sinn, wenn dabei bestimmte Regeln befolgt werden. Apropos Regeln – die wichtigste Dinner-Cancelling-Regel lautet:

Das Abendessen ausfallen lassen – aber mit System!

Nehmen Sie an Dinner-Cancelling-Tagen nach 17 Uhr nur noch Flüssiges zu sich!

Welche Getränke Sie abends zu sich nehmen sollten und wie Sie die Dinner-Cancelling-Methode durch eine vitalstoffreiche, aber fettarme Ernährung unterstützen, werden Sie noch genau erfahren. Ebenso, wie oft und wie lange Sie Dinner-Cancelling einsetzen sollten, um beispielsweise abzunehmen oder den Körper zu entschlacken. Doch bevor Sie zur Tat schreiten, sollten Sie sich mit den einfachen Grundprinzipien des Dinner-Cancelling vertraut machen. Für einen raschen Überblick folgen daher zunächst einige wichtige Informationen zum Dinner-Cancelling.

Eine neue Diät?

Eine Diät ist Dinner-Cancelling nur im ursprünglichen Sinn des Wortes. Der Begriff »Diät« leitet sich vom griechischen »diaita« ab und heißt eigentlich »gesunde Ernährungs- und Lebensweise«. Die vielen »Diäten«, die heute wie Pilze aus dem Boden schießen, werden dieser Definition jedoch kaum gerecht. Einseitige Crash-Kuren, die in wenigen Tagen sehr hohe Gewichtsverluste versprechen, sind alles andere als gesund. Abgesehen davon, dass sie nicht halten können, was sie versprechen, erzeu-

Diät ja, aber im ursprünglichen Sinn: ganzheitlich, wohltuend und gesund!

gen diese Diäten Stress in Körper und Seele. Und langfristig gesehen ist der Schaden dabei leider meist größer als der Nutzen.

Im Gegensatz zu extremen »Rosskuren« bietet Dinner-Cancelling Ihnen einen Schlüssel zu einer gesunden und harmonischen Lebensweise. Sie können Dinner-Cancelling dazu nutzen, um Ihr Wohlfühlgewicht auf sanfte Weise zu erreichen. Wer es doch etwas eiliger hat, kann die *14-Tage-Dinner-Cancelling-Kur* durchführen und dabei in zwei Wochen fünf bis sechs Kilo abnehmen. Doch die Wirkungen von Dinner-Cancelling gehen noch weit über die Gewichtsreduktion hinaus. Wer diese Methode zum ersten Mal einsetzt, ist oft erstaunt, wie weit reichend die positiven Veränderungen sind, die durch einen so »simplen Trick« wie den gezielten Verzicht auf das Abendessen zu beobachten sind.

Einfach, effektiv und völlig unbedenklich

Dinner-Cancelling eignet sich für jeden und lässt sich leicht an die individuellen Bedürfnisse anpassen.

Ein großer Vorteil der Dinner-Cancelling-Methode ist, dass sie überaus einfach und völlig ungefährlich ist. Dinner-Cancelling hilft Ihnen, Ihren Organismus sanft zu entgiften und ganz ohne Stress etwas für Ihre Figur und Ihr Wohlbefinden zu tun. Wie wirkungsvoll diese Methode ist, erfahren Sie schon, wenn Sie sie auch nur einmal für eine kurze Zeit ausprobieren.

Dinner-Cancelling kann von Jung und Alt problemlos durchgeführt werden. Selbst Menschen, die chronische Beschwerden haben, können damit gute Erfolge erzielen. Es gibt nur sehr wenige Kontraindikationen, auf die wir noch zu sprechen kommen. Ein weiterer Vorteil: Da Dinner-Cancelling kein starres Ernährungssystem ist, können Sie diese Strategie an Ihre ganz persönlichen Bedürfnisse anpassen. Wie Sie noch sehen werden, gibt es sehr viele unterschiedliche Möglichkeiten, Dinner-Cancelling einzusetzen.

Abendfasten:
Ein Trend mit Tradition für ein langes Leben

Langsam, aber sicher spricht sich die Dinner-Cancelling-Methode hierzulande herum: Immer häufiger tauchen in Zeitschriften, Zeitungen und Fernsehsendungen wie auch im Internet entsprechende Beiträge auf.

Kein Wunder, dass viele Menschen im Dinner-Cancelling daher einen brandaktuellen Trend sehen. »Neu« ist zwar, dass das Abendfasten unter dem einprägsamen Begriff »Dinner-Cancelling« bei uns immer mehr Anhänger findet, doch die Methode an sich ist altbewährt!

Zu allen Zeiten haben Naturheilkundige vor einem Übermaß an Nahrung gewarnt. Vor allem die Unsitte, abends noch schwere Speisen zu sich zu nehmen, kann viele Beschwerden hervorrufen. Das wussten auch schon unsere Urgroßeltern.

Naturärzte aus Ost und West haben sich seit jeher dafür ausgesprochen, die Nahrungsmittelmenge zu reduzieren.

Wer abends noch kalorienreiche Speisen isst, darf sich nicht darüber wundern, dass er schlecht schläft, sich am nächsten Tag matt und erschöpft fühlt – und man es ihm auch noch ansieht. Verquollene Augen, Müdigkeit und lähmende Schwere am nächsten Morgen – das ist oft die Quittung für ausgiebige Schlemmereien. Schwere Abendmahlzeiten rauben nicht nur jede Menge Energie, sie behindern auch die nächtliche Entschlackungs- und Entgiftungsphase.

»Morgens wie ein Kaiser, mittags wie ein König und abends wie ein Bettler« – in diesem Sprichwort steckt die Weisheit von Generationen. Und inzwischen zudem die Erkenntnis, dass Mäßigkeit beim (Abend-)Essen regelrecht als Verjüngungskur wirkt. Ein spanisches Sprichwort bringt es auf den Punkt: »Las grandes cenas estàn las sepulturas llenas«, frei übersetzt: »An den reichhaltigen Abendessen liegt es, dass die Gräber gefüllt sind.«

In Sprichwörtern und Volksweisheiten drücken sich konkrete Erfahrungen vieler Generationen aus. Und diese werden nun auch von der modernen Wissenschaft bestätigt: Wenn Sie länger leben möchten, mehr Energie zur Verfügung haben, gesünder sein und sich rundum wohler fühlen wollen, dann sollten Sie zu einer einfachen und bewährten Methode greifen: Dinner-Cancelling!

Schnelle Erfolge ohne Kalorienzählen und Jojo-Effekt

Dinner-Cancelling ist eine wirkungsvolle Methode, um überflüssige Pfunde loszuwerden. Und das Beste: Sie kommen dabei ganz ohne komplizierte Diätpläne und lästiges Kalorienzählen aus. Wenn Sie zu festgelegten Zeiten auf Ihr Abendessen verzichten und stattdessen bestimmte Fatburner-Drinks zu sich nehmen, werden Sie Ihr Wohlfühlgewicht wie ganz von selbst erreichen.

Raus aus der Diätfalle: Dinner-Cancelling garantiert sanftes und effektives Abnehmen.

Dinner-Cancelling entlastet Ihren Körper, statt ihn zu belasten. Und im Gegensatz zu den meisten »Schnelldiäten« brauchen Sie bei Dinner-Cancelling auch keinen Jojo-Effekt zu befürchten. Wenn Sie diese Diätstrategie nach den hier beschriebenen Regeln anwenden, wird Ihr Gewicht Schritt für Schritt reduziert, statt wie ein Jojo auf und ab zu schnellen.

Gute Laune garantiert

Die Psyche ist ein unschätzbar wichtiger Faktor und ohne gesunden Spaß an der Sache geht gar nichts.

Ziel der Dinner-Cancelling-Strategie ist, dass Sie sich in Ihrer Haut mit jedem Tag ein bisschen wohler fühlen. Die Gesundheit schützen und Übergewicht abbauen – das geht nur, wenn auch die Psyche mitspielt. Denn Diätfrust und schlechte Laune machen die besten Vorsätze zunichte und verkehren durchdachte Diätpläne in ihr Gegenteil. Der Sinn eines gesunden Ernährungskonzepts kann nur darin liegen, dass es Ihnen täglich besser und nicht schlechter geht.

Während strenge Fastenkuren und einseitige Ernährungspläne die Stimmung schnell in den Keller sinken lassen, bietet Ihnen die sanfte Dinner-Cancelling-Methode die Möglichkeit, Ihr Wunschgewicht gut gelaunt und ganz ohne Stimmungstiefs zu erreichen. Denn für die Ausschüttung jeder Menge Gute-Laune-Substanzen ist gesorgt. Die Auswahl der richtigen Nahrungsmittel spielt dabei eine große Rolle. Nur wenn Sie während des Tages genug Vitalstoffe zu sich nehmen, ist Ihr Organismus mit allen wichtigen Nährstoffen versorgt und nur dann kann Dinner-Cancelling seine ganze positive Wirkkraft entfalten.

So ist Dinner-Cancelling viel mehr als gelegentliches Abendfasten. Es ist eine ganzheitliche Wellness-Strategie, die den Körper kräftigt, Energie freisetzt und das Wohlbefinden tief greifend verbessert. Das garantiert, dass Sie mit Spaß bei der Sache bleiben und damit langfristig Erfolg haben.

So bringt Dinner-Cancelling neuen Schwung in Ihr Leben

Dinner-Cancelling ist ein ganzheitliches Wellness-Konzept. Wenn Sie es konsequent anwenden, werden Sie die Wirkungen daher nicht nur auf der Waage, sondern in vielen Bereichen Ihres Lebens bemerken. Eine wichtige Grundannahme der Dinner-Cancelling-Strategie lautet, dass jeder von uns jederzeit positive Veränderungen bewirken kann.

Dinner-Cancelling hat gleich mehrere positive Effekte, die sich gegenseitig in ihrer Wirkung unterstützen.

Da Sie dieses Buch in den Händen halten, nehme ich an, dass Sie irgend etwas in Ihrem Leben verändern wollen. Vielleicht möchten Sie Ernährungssünden ausgleichen und Ihren Verdauungsorganen eine Erholungspause gönnen. Oder es stört Sie, dass Sie zu viel Gewicht auf die Waage bringen, und Sie möchten daran endlich erfolgreich etwas verändern. Möglicherweise wünschen Sie sich aber auch mehr Energie für den Alltag oder Sie würden sich gerne ein paar Jahre jünger fühlen.

Die Dinner-Cancelling-Strategie hilft Ihnen dabei, all diese Ziele zu erreichen. Viele Menschen unterschätzen die Bedeutung der Ernährung. Durch kleine, aber effektive Veränderungen Ihrer Ernährungsweise können Sie nicht nur reinigend auf Ihren Körper einwirken – auch Ihre Stimmung, ja Ihr ganzes Lebensgefühl wird sich spürbar verbessern.

Wollen Sie sich jünger fühlen, Ihr Idealgewicht erreichen und über Energie für all Ihre Ziele verfügen? Dann ist Dinner-Cancelling genau die richtige Strategie!

> Du bist, was du isst!
> Bei der Ernährung kann jeder noch so kleine Schritt in die richtige Richtung wahre Wunder wirken. Und alles, was Sie unternehmen, um Ihre Gesundheit zu schützen, wird auch Ihr seelisches Wohlbefinden erhöhen.

Was Sie mit Dinner-Cancelling erreichen können

Wenn Sie die Dinner-Cancelling-Regeln für einige Zeit befolgen, werden Sie viele Veränderungen an sich bemerken. Im Großen und Ganzen lassen sich die zahlreichen Wirkungen der Dinner-Cancelling-Strategie auf vier wesentliche Prinzipien zurückführen:

Schlank werden –
schlank bleiben!

Gewichtsreduktion: Zunächst einmal bietet Dinner-Cancelling eine Möglichkeit, auf sanfte Weise abzunehmen. Viele Menschen wenden diese Methode daher vor allem als Diät an. Bei hohem Übergewicht müssen Sie natürlich mehr Zeit für die Dinner-Cancelling-Kur einplanen, als wenn Sie nur ein paar Pfund abnehmen wollen. Doch grundsätzlich können Sie auch hartnäckige Gewichtsprobleme durch Dinner-Cancelling in den Griff bekommen – und zwar auch auf lange Sicht.

Reinigungsprozesse
des Organismus
unterstützen!

Entgiftung: Dinner-Cancelling wird auch von Menschen angewendet, denen es gar nicht darum geht, abzunehmen, sondern die einfach nur etwas für Ihre Gesundheit tun möchten. Dinner-Cancelling ist eine sanfte Form des Fastens. Gerade bei regelmäßiger Anwendung sind die entschlackenden und entgiftenden Wirkungen beachtlich. Durch Entlastung der Organe können Heilungsprozesse unterstützt werden, was gerade auch bei chronischen Leiden hilfreich ist.

Jung bleiben!

Anti-Aging: Wissenschaftler haben entdeckt, dass es eine ganz natürliche Möglichkeit gibt, die biologische Uhr zurückzudrehen: Reduzieren Sie Ihre Kalorienaufnahme! Vor allem abendliches Fasten trägt dazu bei, dass unser Körper verstärkt »Jungbleib-Hormone« ausschüttet, was sich auf den ganzen Organismus auswirkt. Im Gegensatz zu Hormonpräparaten aus der Apotheke wirken die körpereigenen Hormone sanft und ohne Nebenwirkungen.

Energie tanken –
im Schlaf!

Mehr Energie und Lebensfreude: Wenn Sie abends grundsätzlich auf schwere Mahlzeiten und zwischendurch sogar ganz auf das Abendessen verzichten, wird viel Energie freigesetzt. Die Energie, die Ihr Körper brauchen würde, um kalorienreiche Speisen aufzuspalten, können Sie für andere Dinge einsetzen. Dinner-Cancelling steigert die Leistungsfähigkeit und schützt Sie gleichzeitig vor Erschöpfung und depressiven Verstimmungen. Richtig angewendet schenkt Ihnen die Dinner-Cancelling-Methode neue Power und hilft dabei, leere Batterien wieder aufzuladen.

Die vier Säulen der Dinner-Cancelling-Strategie

Im Mittelpunkt der Dinner-Cancelling-Strategie steht, wie der Name schon sagt, der Verzicht auf das Abendessen. Wie jede Strategie ruht aber auch Dinner-Cancelling auf mehr als nur einer Säule.

Lassen Sie das Abendessen zu bestimmten Zeiten gezielt ausfallen. Doch befreien Sie sich zusätzlich auch von schlechten, belastenden Ernährungsgewohnheiten.

Dinner-Cancelling lädt Sie dazu ein, sich auf lange Sicht bewusster und gesünder zu ernähren. Und dabei spielt natürlich auch die Auswahl der Nahrungsmittel eine große Rolle. Eine der folgenschwersten Begleiterscheinungen zivilisierter Lebensweise ist das Übermaß an Nahrung. Darüber hinaus enthalten die meisten Speisen, die wir täglich zu uns nehmen, auch zu viel Fett und gleichzeitig oft nur wenig Vitamine und Mineralstoffe. Beides zusammen genommen, leistet der Anfälligkeit für die so weit verbreiteten Zivilisationskrankheiten wie Übergewicht, Herz-Kreislaufprobleme und Bluthochdruck Vorschub.

Die Dinner-Cancelling-Strategie nutzt die aktuellen Erkenntnisse der Ernährungsforscher. In zahlreichen Studien haben Wissenschaftler aus aller Welt Fakten gesammelt. Wir wissen heute sehr genau, wie die optimale Ernährung aussehen sollte. Ganz gleich ob Sie Ihre Gesundheit schützen, abnehmen oder etwas für Ihr junges und strahlendes Aussehen tun möchten – auf lange Sicht können Sie nur erfolgreich sein, wenn Sie alle vier Säulen der Dinner-Cancelling-Strategie in die Praxis umsetzen:

1. Die Nahrungsmittelmenge gezielt reduzieren.
2. Den Körper ausreichend mit Flüssigkeit versorgen.
3. Auf ungesunde Fette im Essen möglichst verzichten.
4. Ausreichend Vitamine und Vitalstoffe aufnehmen.

Sie werden in diesem Buch jede Menge Anregungen und Rezepte finden, die Ihnen helfen, diese vier wichtigsten Prinzipien der Dinner-Cancelling-Strategie in die Tat umzusetzen. Wie Sie sehen werden, ist das gar nicht schwer. Umständliche Ernährungspläne sind dafür nicht erforderlich. Außerdem wird Genuss bei der Dinner-Cancelling-Methode groß geschrieben. Sich bewusster ernähren und seine Nahrungsmittel intelligent auswählen – das ist letztendlich viel leichter, als sich immer wieder mit neuen, einseitigen Crash-Diäten zu quälen.

Mit Dinner-Cancelling zum Wunschgewicht

Dinner-Cancelling ist die einfachste und erfolgreichste Diätmethode.

Wie Sie jetzt wissen, sprechen viele Gründe dafür, mit Dinner-Cancelling zu beginnen – besonders häufig ist jedoch der Wunsch abzunehmen. Überflüssige Pfunde mit sich herumzuschleppen, das stärkt weder das Selbstbewusstsein noch die Gesundheit. Schlanksein senkt nicht nur das Erkrankungsrisiko, es wird heutzutage auch ganz automatisch mit Attraktivität, Leistungsfähigkeit und Jugendlichkeit in Verbindung gebracht. Und so ist es kein Wunder, dass Diäten Dauer-Hochkonjunktur haben.

Die große Mehrheit der Bevölkerung wünscht sich, schlank zu sein.

Mehr als 40 Millionen Deutsche bringen zu viel Gewicht auf die Waage. Selbst junge Menschen leiden immer häufiger an Übergewicht: Nach einer aktuellen Umfrage der Deutschen Gesellschaft für Ernährung wünschen sich 90% der weiblichen und immerhin knapp 75% der männlichen Teenager, ihr Gewicht zu reduzieren.

Vielleicht träumen auch Sie davon, den Zeiger der Waage nach unten wandern zu sehen. Und damit das Traumgewicht kein Traum bleibt, brauchen Sie eine Methode, die Ihre Pfunde nicht nur kurzfristig, sondern auch auf lange Sicht verlässlich schmelzen lässt.

> Die besten Diäten sind die, die Sie Ihr Leben lang durchhalten können, ohne dabei auf Genuss und Lebensfreude verzichten zu müssen. Dinner-Cancelling ist eine davon.

Ohne Crash dauerhaft schlank

Mit Dinner-Cancelling können Sie Ihr Wunschgewicht erreichen und langfristig halten.

Durch Dinner-Cancelling können Sie Ihr Gewicht dauerhaft kontrollieren. Grundsätzlich kommt es beim Abnehmen auf die richtige Kalorienbilanz an. Wer mehr Kalorien aufnimmt, als er verbraucht, wird zwangsweise zunehmen. Und umgekehrt werden Sie natürlich auch abnehmen, wenn Sie weniger essen, als Sie verbrauchen. Doch Vorsicht! Dabei sollten Sie es langsam angehen, denn wer schnelle Resultate sehen will und seinen Körper abrupt einer extrem negativen Kalorienbilanz aussetzt, läuft Gefahr, schädliche Nebenwirkungen auszulösen, statt die erwünschte Wirkung zu erreichen.

> Beim Abnehmen gilt: Immer mit der Ruhe!
> Nur wenn Sie etwas Geduld haben, werden Sie beim Abspecken wirklich erfolgreich sein und sich dabei rundum wohl fühlen.

Sicher wäre es schön, über Nacht sein Traumgewicht zu erreichen – doch leider funktioniert das nicht. Diäten, die innerhalb kürzester Zeit große Gewichtsverluste in Aussicht stellen, werden als Crash-Diäten bezeichnet. Crash-Diäten sind so beliebt, weil sie die Illusion erzeugen, dass man langjährige Ernährungssünden in wenigen Tagen wieder gutmachen kann. Doch die Wirklichkeit sieht anders aus: Ernährungswissenschaftler haben herausgefunden, dass es nur eine wirkungsvolle Methode gibt, um schlank zu werden und zu bleiben: mit Geduld und einer ausgewogenen, fettarmen Ernährung!

Nur Geduld und die richtige Ernährungsweise garantieren die dauerhafte Traumfigur.

Sicher haben auch Sie schon die ein oder andere »Wunderdiät« ausprobiert. Da Sie dieses Kapitel lesen, könnte ich mir vorstellen, dass Sie damit keinen großen Erfolg hatten. Vielleicht haben Sie tatsächlich kurzzeitig ein paar Kilos verloren – aber konnten Sie Ihr reduziertes Gewicht auch halten? Wahrscheinlich nicht.

Möchten Sie wissen, woran es liegt, dass die meisten Diäten nicht funktionieren? Ganz einfach: Fast alle »Schnelldiäten«

- sind einseitig und liefern dem Körper nicht die Vitalstoffe, die er braucht;
- sind unpraktikabel, da sie sich nur schwer in den Tagesablauf integrieren lassen;
- machen keinen Spaß, da sie an lästiges Kalorienzählen gebunden sind und eine umständliche Auswahl der Nahrungsmittel erfordern;
- frustrieren auf kurz oder lang, da die versprochenen Erfolge nicht eintreten oder sich nicht halten lassen;
- belasten den Stoffwechsel, da es an wichtigen Vitaminen und Mineralstoffen fehlt;
- erfordern große Disziplin und drücken die Stimmung nach unten, da sie den Geschmackssinn nicht befriedigen.

Im Gegensatz zu Crash-Diäten zielt die Dinner-Cancelling-Strategie ganz bewusst nicht darauf ab, in drei oder vier Tagen möglichst viel Gewicht

Mit Dinner-Cancelling stärken Sie Kreislauf und Immunsystem!

zu verlieren. Denn wer im Turbogang abnimmt, nimmt leider genauso schnell wieder zu. Darüber hinaus sind plötzliche Gewichtsverluste auch gefährlich: Durch Crash-Kuren wird der Kreislauf belastet und das Immunsystem geschwächt.

Crash-Diäten belasten den Organismus und versetzen ihn in einen Ausnahmezustand. Um sich zu wappnen, legt er bei nächster Gelegenheit Fettdepots an.

Mit jeder Crash-Kur versetzen Sie Ihren Körper in Alarmbereitschaft. Der plötzliche Entzug lebenswichtiger Vitalstoffe führt dazu, dass Ihr Organismus auf Sparflamme schaltet. Kalorien werden dann nur noch in Zeitlupe verbraucht.

Damit nicht genug, sorgt Ihr Körper schon einmal für die nächste Hungerkur vor. Er tut das durch einen einfachen »Trick«: Sobald Sie die Diät beenden, werden die Fettdepots in Windeseile wieder aufgefüllt. Und schon haben Sie es mit dem berüchtigten Jojo-Effekt zu tun. Nach jeder Diät schnellt Ihr Gewicht sofort wieder nach oben. Je öfter Sie zu Crashkuren greifen, desto häufiger wandert der Zeiger der Waage abwechselnd auf und ab. Auf Dauer haben Sie dadurch nichts gewonnen – das Einzige, was sich bemerkbar macht, sind Stress, Frust und schlechte Laune.

> Verzichten Sie in Zukunft ein für alle Mal auf belastende Hungerkuren. Durch Dinner-Cancelling können Sie ohne Stress und gut gelaunt abnehmen. Dabei werden alle Ihre Zellen mit lebenswichtigen Vitalstoffen versorgt. Zugleich durchbrechen Sie die schlechte Gewohnheit, mehr zu essen, als Sie benötigen.

Obwohl Dinner-Cancelling keine Crashkur ist, können Sie Ihr Wunschgewicht damit trotzdem relativ schnell erreichen. »Relativ schnell« heißt, dass Sie unschöne Fettdepots sehr viel rascher loswerden, als Sie gebraucht haben, um sie aufzubauen.

Übergewicht – Nicht nur ein optisches Problem

Laut WHO ist Übergewicht in den Industrienationen inzwischen zur »Volkskrankheit Nummer I« geworden. Wer unter Übergewicht leidet, ist mit seinem Aussehen nur selten zufrieden. Aus medizinischer Sicht sind es jedoch vor allem die negativen Auswirkungen auf die Gesundheit, die Übergewicht zum Problem machen.

Jedes Pfund, das über dem Normalgewicht liegt, belastet Herz, Kreislauf und die inneren Organe. Bei hohem Übergewicht sind die schädlichen

Wirkungen sogar noch viel weit reichender. Wer über lange Zeit an Übergewicht leidet, muss mit vielen gesundheitlichen Problemen rechnen:

◆ das Risiko, an Zuckerkrankheit (Diabetes) zu erkranken, wächst;
◆ das Krebsrisiko erhöht sich (insbesondere für Darm- und Brustkrebs);
◆ Herz- und Kreislauf-Erkrankungen treten wesentlich häufiger auf;
◆ Cholesterinspiegel und Blutdruck steigen;
◆ Gelenke und Bänder werden stark belastet, wodurch es schnell zu Verschleißerscheinungen kommen kann;
◆ Übergewichtige leiden öfter an Allergien und Asthma als ihre schlanken Mitmenschen.

Abgesehen davon, dass Übergewicht die Gesundheit gefährdet, ist es auch eine große Belastung für unser Wohlbefinden. Im Gegensatz zu Normalgewichtigen neigen übergewichtige Menschen häufiger zu Erschöpfung und Energiemangel, und sie leiden öfter unter Stimmungstiefs. Um Übergewicht effektiv zu bekämpfen, gibt es auf Dauer gesehen nur zwei Möglichkeiten: mehr Bewegung und weniger Kalorien! Nur in drastischen Fällen muss Übergewicht unter ärztlicher Kontrolle in speziellen Kliniken behandelt werden. Meistens kann man mit der richtigen Methode selbst schon sehr viel erreichen. Dinner-Cancelling bietet sich hierfür als geeignete und hoch wirksame Strategie an.

> In Kombination mit einer leichten, ausgewogenen Kost und dem »Low-Fat-Prinzip« ist Abendfasten ein sehr wirkungsvolles Mittel, mit dem selbst ausgesprochene »Schwergewichtler« schnell wieder in Form kommen können.

Testen Sie Ihr Gewicht mit dem Bodymass-Index (BMI)

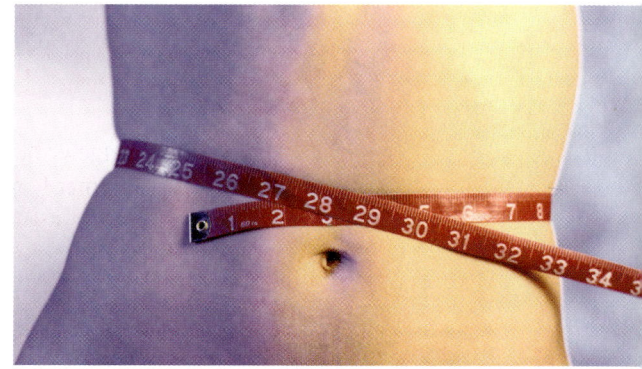

Ob Sie zu schwer sind oder nicht, können Sie leicht feststellen. Meist genügt ein ehrlicher Blick in den Spiegel ... Allerdings entspricht unser subjektives Empfinden manchmal ganz und gar nicht den Tatsachen. Menschen, die unter Magersucht leiden, fühlen sich auch dann noch viel zu dick, wenn sie bereits bedenkliches Untergewicht haben. Auf der anderen Seite gibt es auch Übergewichtige, die sich selbst gar nicht dick finden und nicht die Notwendigkeit verspüren, abzunehmen. Wenn Sie Dinner-Cancelling vor allem praktizieren wollen, um abzunehmen, sollten Sie natürlich wissen, ob Sie auch wirklich zu viel Gewicht auf die Waage bringen. Der Bodymass-Index (BMI) ist eine von Medizinern und Ernährungswissenschaftlern allgemein anerkannte Methode, mit der Sie feststellen können, ob Ihr Gewicht im grünen Bereich liegt oder nicht.

Die BMI-Formel lautet:

$$BMI = \text{Körpergewicht (kg)} : \text{Körpergröße}^2 \text{ (m)}$$

BMI-Tabelle

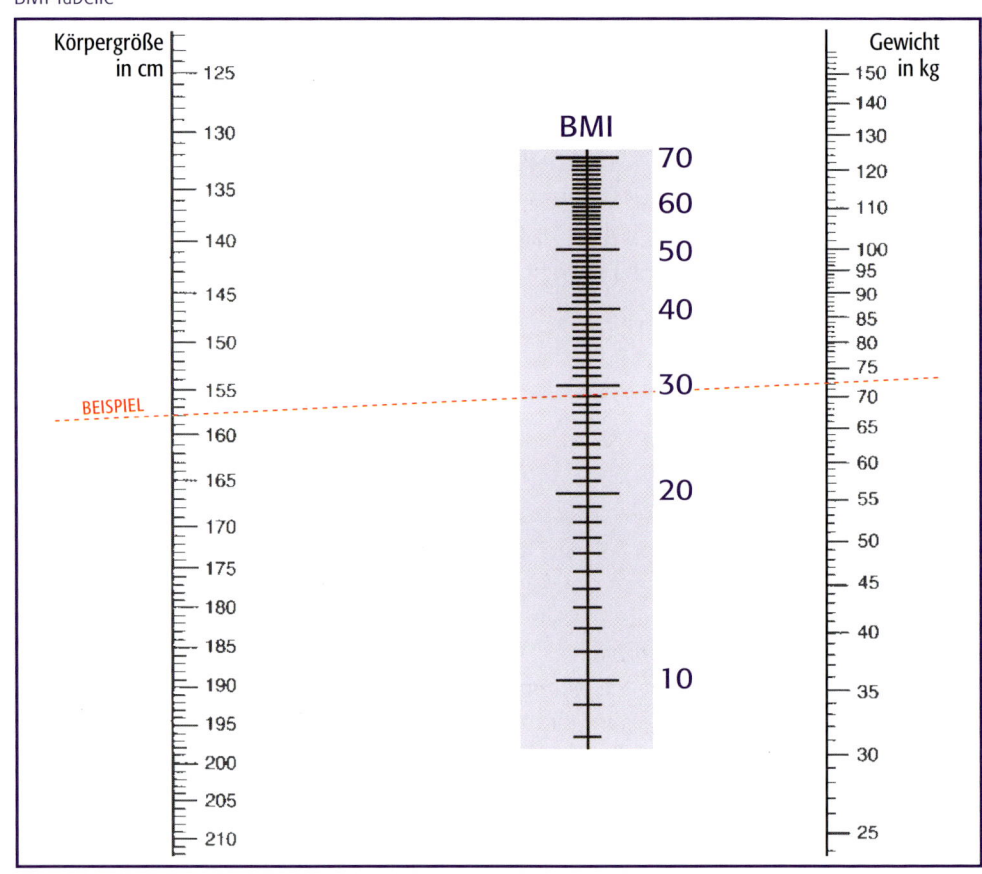

Mit dieser BMI-Formel und einem Taschenrechner können Sie Ihren BMI ganz leicht ausrechnen. Angenommen, Sie wiegen 80 kg und sind 1,70 m groß, dann würde die Rechnung so aussehen:

Körpergewicht (kg) $\rightarrow$ 80
Körpergröße^2 (m) $\rightarrow$ 1,7 × 1,7 = 2,89

Um Ihren BMI zu ermitteln, fehlt jetzt nur noch ein Schritt:

$$80 : 2,89 \ = \ \mathbf{27,68}$$

Wenn es Ihnen zu kompliziert ist, Ihren Bodymass-Index auszurechnen, können Sie auch einfach die nebenstehende BMI-Tabelle benutzen. Wenn Sie eine Linie von Ihrer Körpergröße zu Ihrem Gewicht ziehen, schneidet diese Linie in der Mitte Ihren BMI-Wert.

BMI-Auswertung:

- Wenn Ihr BMI **unter 19** liegt, haben Sie Untergewicht: Verzichten Sie in diesem Fall auf Dinner-Cancelling.
- Liegt Ihr BMI **zwischen 20 und 25**, haben Sie Normalgewicht. Sie können Dinner-Cancelling ruhig anwenden, sollten dies jedoch vor allem aus reinigenden und verjüngenden Gründen tun und weniger, um abzunehmen.
- Liegt Ihr BMI bei Werten **zwischen 26 und 30**, heißt es aufpassen. Sie haben zwar nur leichtes Übergewicht, sollten aber vorbeugen. Für Sie ist die Dinner-Cancelling-Einsteiger-Variante empfehlenswert (siehe Seite 23), um die Methode einmal auszuprobieren. Langfristig können Sie dann die Standard-Methode praktizieren.
- Bei einem BMI, der **zwischen 31 und 40** liegt, wird es höchste Zeit, etwas zu unternehmen. Führen Sie die *14-Tage-Dinner-Cancelling-Kur* durch (siehe Seite 24) und steigen Sie dann auf die Dinner-Cancelling-Standard-Variante um.
- Liegt Ihr BMI **über 40**, haben Sie extremes Übergewicht. Lassen Sie sich von Ihrem Arzt beraten. Sie sollten die *14-Tage-Dinner-Cancelling-Kur* durchführen und Ihre Ernährung gleichzeitig dauerhaft umstellen – im Kapitel »Die Dinner-Cancelling-Strategie in der Praxis« (siehe Seite 52) finden Sie dazu viele wichtige Anstöße.

Ideal- oder Wohlfühlgewicht?

Auf das persönliche Körpergefühl kommt es an!

Täglich werden wir von der Werbung beeinflusst. Wohin wir schauen, preisen Topmodels Produkte aller Art an und suggerieren unserem Unterbewusstsein dabei, dass wir nur dann erfolgreich, attraktiv und glücklich sein können, wenn wir eine Topfigur haben. Das ist natürlich Unsinn. Unser Glück, unser Erfolg und sogar unsere Attraktivität hängen letztlich nur davon ab, wie wir uns fühlen.

Durch die Dinner-Cancelling-Strategie können Sie Ihren Körper sensibilisieren. Mit der Zeit werden Sie spüren, was Sie brauchen, um sich wirklich wohl zu fühlen. Und so zielt Dinner-Cancelling auch nicht darauf ab, dass Sie sich zum Sklaven Ihrer Waage machen. Natürlich ist es wichtig, Übergewicht in den Griff zu bekommen, bevor es zu gesundheitlichen Problemen kommt. Wie ein »Margarine-Model« brauchen Sie dafür jedoch nicht auszusehen.

Dinner-Cancelling – die Kunst des körpergerechten Mittelwegs

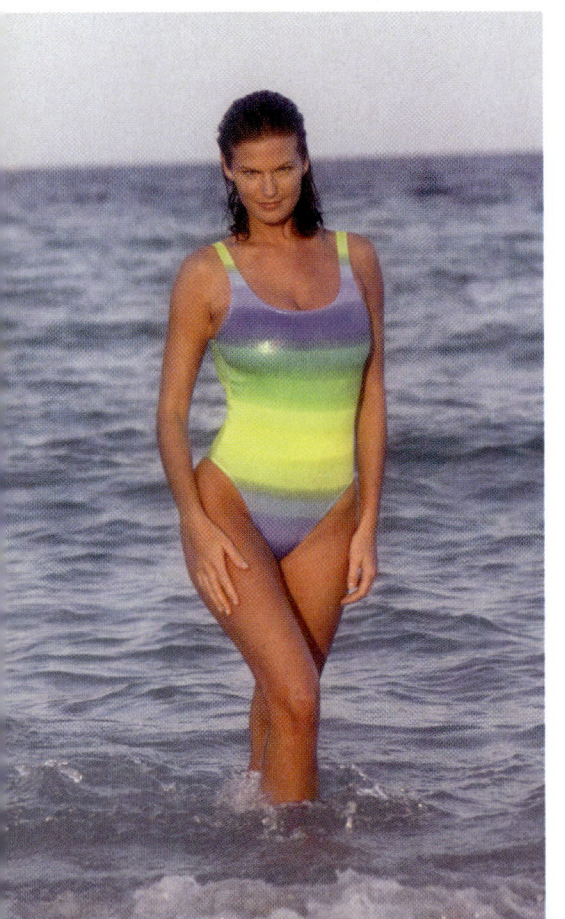

Das so genannte Idealgewicht ist nur dann ideal, wenn Sie sich damit auch wohl und energiegeladen fühlen. Besser ist es daher, vom »Wohlfühlgewicht« zu sprechen. Hören Sie auf Ihren Körper und versuchen Sie nicht, Ihr Gewicht auf Biegen und Brechen auf einen vermeintlichen Idealwert zu drücken.

Dinner-Cancelling – das ist auch die Kunst, die richtige Mitte zwischen den Extremen zu finden: Einerseits sollten Sie sich nicht vom allgemeinen Schlankheitswahn terrorisieren lassen und jede Kalorie zählen, denn so macht das Leben keinen großen Spaß mehr. Andererseits sollten Sie es auch vermeiden, Ihr Aussehen und Ihre Gesundheit durch allzu viele Pfunde zu belasten, denn auch das erzeugt Unzufriedenheit. Lassen Sie das Pendel daher weder zu stark auf die eine noch auf die andere Seite ausschlagen. Doch keine Sorge: Durch die Dinner-Cancelling-Strategie wird Ihr Körper ganz von selbst zu seinem Wohlfühlgewicht finden.

Abspecken mit Dinner-Cancelling – So funktioniert's

Die Dinner-Cancelling-Strategie bietet Ihnen ein ausgewogenes Ernährungskonzept an. Zwei- oder auch mehrmals in der Woche auf das Abendessen zu verzichten fällt nach kurzer Umgewöhnung leicht. Durch Molke, Lapachotee und Wasser überlisten Sie nach 17 Uhr Ihr Hungergefühl. Vitaminreiche, leichte Rezepte für Frühstück und Mittagessen sowie kleine Powersnacks für zwischendurch runden das Dinner-Cancelling-Programm ab und tragen in hohem Maße zu seinem Erfolg bei.

2–3-mal in der Woche auf das Abendessen verzichten – nach kurzer Zeit fällt das ganz leicht!

Wenn Sie Dinner-Cancelling einsetzen wollen, um Ihr Wohlfühlgewicht zu erreichen, können Sie grundsätzlich zwischen drei Varianten wählen:

Die Dinner-Cancelling-Einsteiger-Variante

Sie bietet sich für Einsteiger ebenso an wie für alle die, die Dinner-Cancelling einfach einmal ausprobieren möchten. Sie ist die einfachste Art des Dinner-Cancellings, erfordert so gut wie kein Hintergrundwissen und kann von jedem sofort problemlos in die Praxis umgesetzt werden. Empfehlenswert auch für jene, die erste Gewichtsprobleme in den Griff bekommen möchten.

> ### I. Regel
> Nach 17 Uhr nur noch Flüssiges!
> Und das: zwei- bis dreimal in der Woche!
>
> ### 2. Regel
> Trinken Sie ausreichend Flüssigkeit nach 17 Uhr.
> Besonders empfehlenswert:
> Wasser, Molke und Lapachotee – das spült den Körper gut durch.

Das ist alles! Mehr müssen Sie nicht beachten – und essen Sie ansonsten wie bisher. Der Effekt – Sie nehmen jede Woche gut 1 kg ab.

Die Dinner-Cancelling-Standard-Variante

Wenn Sie mit Dinner-Cancelling besonders gute Erfolge erzielen möchten, sollten Sie beim Abnehmen alle vier Prinzipien der Dinner-Cancelling-Strategie berücksichtigen. Nicht nur für die Figur, auch als Wellness-

Programm für Körper und Seele erzielt Dinner-Cancelling optimale Wirkungen, wenn Sie das Abendfasten in Kombination mit einer vitamin-
reichen und fettarmen Ernährung anwenden.

Bei dieser Dinner-Cancelling-Variante sind 4 Regeln zu beachten:

1. Regel

Verzichten Sie zwei- bis dreimal die Woche auf Ihr Abendessen, indem Sie nach 17 Uhr keine feste Nahrung mehr zu sich
nehmen.

2. Regel

Nehmen Sie nicht nur abends, sondern auch den ganzen
Tag über viel Flüssigkeit auf. Mit den richtigen Getränken
können Sie die Gewichtsreduktion beschleunigen und
Ihren Körper entgiften.

3. Regel

Reduzieren Sie Ihren Fettkonsum. Achten Sie beim Essen
auf versteckte Fette und bauen Sie vermehrt Fatburner in
Ihre Ernährung ein.

4. Regel

Für Gesundheit und Wohlbefinden zählt nicht nur, wie viel
Sie essen, sondern auch was Sie essen!
Durch die richtige Auswahl der Nahrungsmittel können Sie
Ihren Körper optimal mit Vitaminen, Mineralstoffen,
Spurenelementen und allen lebenswichtigen
Biostoffen versorgen.

Die 14-Tage Dinner-Cancelling-Kur

Für alle, die es besonders eilig haben, gibt es die *14-Tage-Dinner-Can-
celling-Kur*. Dabei verzichten Sie zwei Wochen lang allabendlich auf
feste Mahlzeiten – und nehmen dabei rund fünf bis sechs Kilo ab. Wenn
Sie Ihr Gewicht noch weiter reduzieren wollen, sollten Sie in der Folge-
zeit auf die Standard-Variante umsteigen. So nehmen Sie auch nach
den ersten zwei Wochen kontinuierlich ab, bis Ihr Wunschgewicht er-
reicht ist.

Tipps für das Abnehmen mit Dinner-Cancelling

Ganz egal, für welche der Dinner-Cancelling-Varianten Sie sich entscheiden – in jedem Fall sollten Sie beim Abnehmen einige Punkte beachten. Die folgenden Tipps helfen Ihnen, die häufigsten Diätfehler zu vermeiden, und sorgen dafür, dass Sie nicht nur schnell überschüssiges Fett abbauen, sondern sich dabei auch noch wohl fühlen.

Vermeiden Sie die häufigsten Diätfehler!

- Beim Dinner-Cancelling sollten Sie sich keinesfalls quälen. Was Sie essen, bleibt letztlich Ihnen überlassen. Zwar gibt es einige Empfehlungen, aber keine strengen Gebote oder Verbote. Legen Sie Wert auf Genuss! Gönnen Sie sich zwischendurch ein Gläschen Bier oder Wein. Und wenn Sie das Gefühl haben, dass Sie unbedingt etwas Süßes brauchen, dann sollten Sie auf Ihren Körper hören. Eine Diät, die keinen Spaß macht, bringt auf Dauer keinen Erfolg. Kleine Sünden sind erlaubt, aber natürlich sollten Sie es nie übertreiben.

SPASS

- Im Praxisteil finden Sie eine Tabelle, die beispielsweise fettreiche und fettarme Nahrungsmittel enthält und Ihnen die Auswahl erleichtert. Dennoch: Verschwenden Sie Ihre kostbare Zeit nicht damit, Kalorien zu zählen und umständliche Ernährungspläne zusammenzustellen. Nehmen Sie die Tabellen, die Sie in diesem Buch finden, als Anregung, aber bleiben Sie beim Einkaufen und Essen entspannt. Denken Sie daran: Dinner-Cancelling ist nicht kompliziert. Die wenigen Grundregeln sind einfach und nahe liegend – alle weiteren Empfehlungen sind hilfreich, sollten aber nicht als eherne Gesetze angesehen werden.

KEIN KALORIENZÄHLEN

- Durch Dinner-Cancelling können Sie Ihr Wunschgewicht erreichen. Doch setzen Sie sich dabei realistische Ziele. Ernährungswissenschaftler haben herausgefunden, dass es beim Abnehmen natürliche Grenzen gibt. Wer zu viel auf einmal abnimmt, bekommt Schwierigkeiten, sein Gewicht auch auf Dauer zu halten. Lassen Sie es also ruhig angehen; langfristig haben Sie dann den besseren Erfolg und abgesehen davon behalten Sie auch Ihre gute Laune.

REALISTISCHE ZIELE

- Sehen Sie Dinner-Cancelling als Möglichkeit an, negative Ernährungsgewohnheiten abzulegen. Wenn Sie einmal herausgefunden haben, wo das richtige Maß für Sie liegt, sind Sie Ihre Gewichtsprobleme für immer los. Sehen Sie Dinner-Cancelling als ersten wichtigen Schritt zu einem *Life-Style-Change*. Ersetzen Sie belastende und dick machende Speisen nach und nach durch vitalstoffreiche und fettarme.

POSITIVER LEBENSWANDEL

Special – Das Low-Calorie-Prinzip oder Warum Sie weniger essen sollten

Alarm Übergewicht: Noch nie war der bewusste Verzehr von Nahrungsmitteln so wichtig wie heute.

Zwar werden Gewichtsprobleme gerne auf die Veranlagung, die Gene oder den Knochenbau geschoben, doch tatsächlich gibt es für Übergewicht und all seine negativen Folgen in vielen Fällen nur einen einzigen triftigen Grund: Wir essen zu viel (und zu fett)! Millionen von Menschen haben Probleme mit ihrem Gewicht. Eine Reduktion der durchschnittlichen Kalorienaufnahme ist daher heute so wichtig wie nie zuvor. Dinner-Cancelling bietet Ihnen eine Low-Calorie-Strategie an, die zum einen darauf beruht, gezielt bestimmte Mahlzeiten ausfallen zu lassen und zum anderen darauf, fette Nahrungsmittel zu meiden: die ideale Methode, um die Kalorienaufnahme mit System zu reduzieren.

Achten Sie auf Ihre Kalorienbilanz

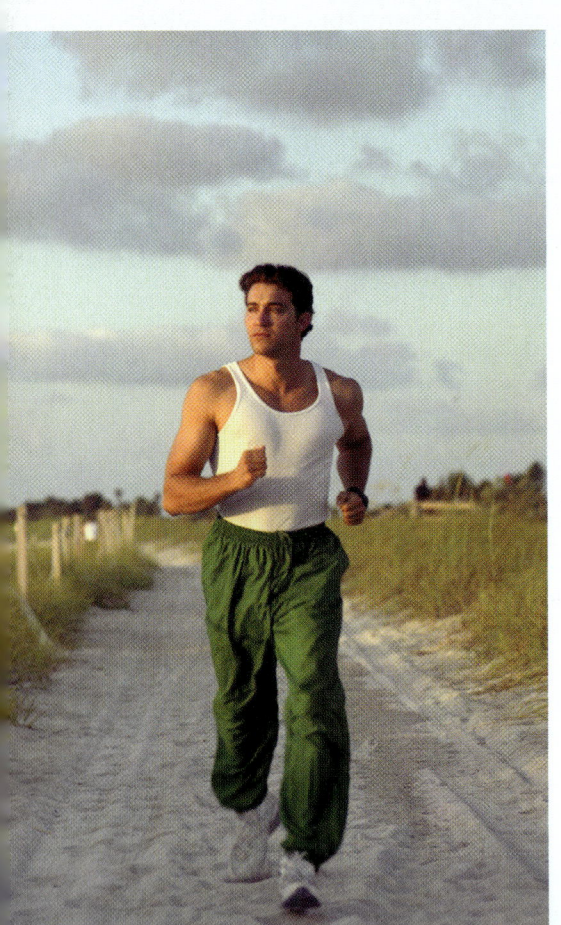

Sie können nur dann abnehmen, wenn Ihre Kalorienbilanz stimmt. Die Rechnung ist einfach: Je weniger Energie Sie verbrauchen, desto weniger Kalorien sollten Sie aufnehmen. Die Menge der Energie, die über die Nahrung zugeführt werden sollte, hängt von zwei Faktoren ab – dem Grundumsatz und dem Arbeitsumsatz:

- **Der Grundumsatz**
  Die Energiemenge, die Ihr Körper für seine Grundfunktionen wie Atmung, Verdauung, Stoffwechsel oder Aufrechterhaltung der Körpertemperatur braucht, wird Grundumsatz genannt. Der Grundumsatz ist kaum zu beeinflussen. Er hängt von Alter, Geschlecht, Körpergröße und vielen weiteren Faktoren ab. Im Laufe des Lebens nimmt der Grundumsatz ab, weshalb man im Alter sehr viel weniger Kalorien braucht als in jungen Jahren.

- **Der Arbeitsumsatz**
  Im Gegensatz zum Grundumsatz ist der Arbeitsumsatz stark von unserer Lebensweise

geprägt. Der Arbeitsumsatz ist die Energiemenge, die wir bei jeder Form von körperlicher Betätigung brauchen. Wer 15 Minuten lang joggt, verbraucht dabei rund 189 kcal (Kilokalorien). Wer die gleiche Zeit vor dem Fernseher verbringt, benötigt gerade mal 21 kcal – genau ein Neuntel der Kalorienmenge!

*Der **Grundumsatz** hängt von individuell gegebenen Faktoren ab, die sich kaum beeinflussen lassen. Der **Arbeitsumsatz** hängt davon ab, wie viel wir uns bewegen!*

Je weniger Sie sich bewegen, desto weniger sollten Sie essen. Passen Sie Ihre Nahrungsmenge an Ihre Bedürfnisse an. Wenn Sie viel sitzen und kaum Sport treiben, dürfen Sie nicht wie ein Holzfäller oder Leistungssportler essen.

Übergewicht ist kein Zufall: Viele Menschen verbringen die meiste Zeit des Tages im Sitzen. Wir sitzen im Büro, vor dem Fernseher, im Auto oder vor dem Computer. Der Kalorienbedarf ist heute somit deutlich niedriger als zu Zeiten, da die Menschen sich im Alltag noch wesentlich mehr bewegen mussten. Während unsere Großeltern bei alltäglichen Aktivitäten durchschnittlich noch an die 3500 kcal pro Kopf umsetzten, liegt der Verbrauch eines Büroangestellten heute nur noch bei rund 2000 kcal.

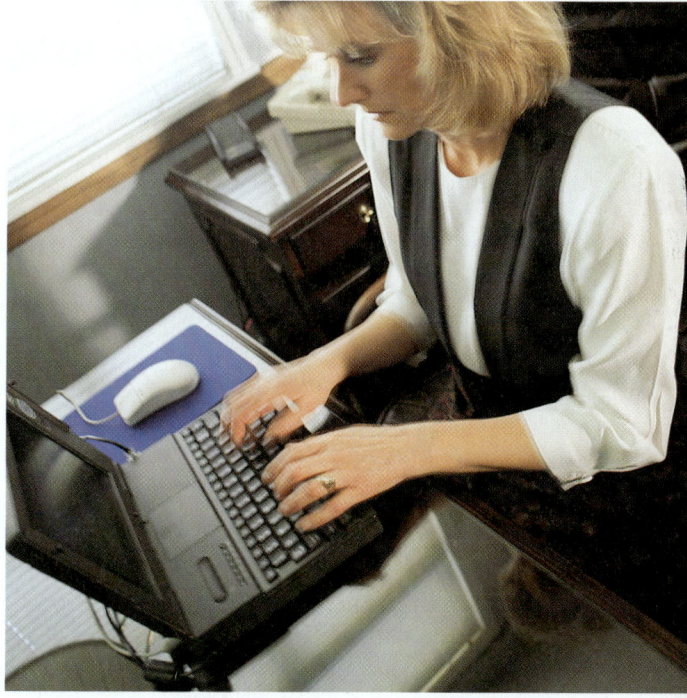

Nur wer täglich nach Feierabend noch eine Stunde intensiv Sport treibt, darf guten Gewissens noch 400 kcal mehr aufnehmen. Das Problem dabei ist nur: Wer macht das schon?

Wem es an regelmäßigem sportlichem Ausgleich fehlt, der hat nur eine Chance, sein Gewicht unter Kontrolle zu halten – weniger essen.

Bewegungsarmut gehört zum modernen Arbeitsalltag.

Das »Low-Calorie-Prinzip« hilft nicht nur beim Abnehmen, sondern hält überdies auch jung – ein Grund mehr also, die Kalorienmenge herunterzufahren: In Amerika konnten Wissenschaftler schon in den Dreißigerjahren beobachten, dass Laborratten bei einer Einschränkung der täg-

Das Low-Calorie-Prinzip wirkt nachweislich verjüngend auf den Organismus und stärkt das Immunsystem.

lichen Kalorienzufuhr von 20–30% bereits deutlich länger lebten, als ihre normal essenden Artgenossen. Darüber hinaus arbeitete ihr Immunsystem auch wesentlich besser, da die Funktion der Lymphozyten angeregt wurde. Erst vor kurzem konnten Biologen außerdem ein Gen identifizieren, das den Verfall von Körperzellen verlangsamt, sobald die Kalorienmenge reduziert wird.

Indem Sie weniger essen, bringen Sie also nicht nur Ihre Figur in Schuss, Sie aktivieren auch Ihr Immunsystem und verhelfen Ihrem gesamten Organismus zu einer Verjüngungskur.

Weniger essen ist leichter, als Sie denken

Um Ihre Kalorienaufnahme zu reduzieren, brauchen Sie keine komplizierten Diäten. Es gibt einige einfache Tricks, durch die Sie spielend Kalorien einsparen. Abnehmen ist nicht so sehr eine Sache der Willenskraft – auf die richtige Strategie kommt es an:

Mit Dinner-Cancelling sparen Sie rund ein Drittel an Kalorien!

◆ Dinner-Cancelling bietet Ihnen eine schnelle und einfache Möglichkeit, weniger Kalorien zu sich zu nehmen. An jedem Tag, an dem Sie Ihr Abendessen ausfallen lassen, sparen Sie rund ein Drittel Ihrer üblichen Kalorienzufuhr ein! Durch die *14-Tage-Dinner-Cancelling-Kur* nehmen Sie besonders schnell ab – in Kombination mit Fatburnern können das leicht 2–3 kg in der Woche sein. Durch Dinner-Cancelling findet Ihr Körper zu seinem natürlichen Gleichgewicht zurück.

◆ Verringern Sie Ihren Fettkonsum. Je weniger Fett Ihre Speisen enthalten, desto schneller erreichen Sie Ihr Wohlfühlgewicht. Im Praxisteil (siehe Seite 52 ff.) finden Sie viele Tipps, die Ihnen dabei helfen, die Fettaufnahme herabzusetzen.

◆ Machen Sie einen großen Bogen um Schnellimbiss-Stuben und Hamburger-Restaurants. Fastfood enthält jede Menge Kalorien, aber kaum Vitalstoffe. Wer regelmäßig zu Currywurst, Hamburger, Pommes & Co greift, hat keine Chance, sein Gewicht in den Griff zu bekommen.

◆ Bauen Sie Fatburner in Ihre Nahrung ein. Diese Fett verbrennenden Biostoffe helfen Ihnen, schon beim Essen abzunehmen. Im Rezeptteil (siehe Seite 79 ff.) sind jede Menge Rezepte mit hohem Fatburner-Anteil aufgeführt.

◆ Trinken Sie etwa 10 Minuten vor dem Essen ein großes Glas Wasser oder Kräutertee. Auf diese Weise können Sie den Bärenhunger schon im Keim ersticken.

Wasser trinken!

◆ Genießen Sie jeden Bissen Ihres Essens. Nehmen Sie sich immer genug Zeit. Statt Ihr Essen hastig hinunterzuschlingen, sollten Sie langsam und bewusst essen. Das gelingt am besten, wenn Sie entspannt sind. Machen Sie aus Ihren Mahlzeiten daher möglichst oft ein kleines Fest. Stellen Sie eine Kerze oder einige Blumen auf den Tisch, legen Sie schöne Musik ein und genießen Sie den Duft und Geschmack der Speisen ganz bewusst.

Genießen!

◆ Vermeiden Sie es, zu große Portionen zu essen. Das fängt schon beim Kochen an. Achten Sie auf das richtige Maß. Füllen Sie den Teller nicht bis zum Rand oder benützen Sie kleinere Teller.

Kleine Portionen essen!

◆ Im Restaurant oder bei Einladungen könnten Sie getrost einmal einen Anstandsrest zurückgehen lassen – niemand kann Sie zwingen, alles aufzuessen. Wenn Sie zwischen Höflichkeit und Übergewicht wählen müssen, dann seien Sie lieber nicht zu höflich.

◆ Hören Sie auf zu essen, bevor Sie randvoll sind. Es dauert eine gewisse Zeit, bis Ihr Gehirn Sättigungssignale aussendet. Daher ist es oft hilfreich, nach einer Mahlzeit 10 oder 15 Minuten zu warten. Sie werden erstaunt sein, dass Sie dann plötzlich keine Lust mehr auf den nächsten Gang oder das Dessert haben.

Sich Zeit nehmen!

◆ Verzichten Sie vor allem abends auf üppige Mahlzeiten. Auch an Dinner-Cancelling-freien Tagen sollten Sie es vermeiden, sich am späten Abend noch den Bauch voll zu schlagen. Greifen Sie lieber zu einem kleinen Snack – einem Joghurt, einem Salat oder einem leichten Fisch- oder Gemüsegericht. Am besten folgen Sie dem Grundsatz: »Je später der Abend, desto kleiner der Teller.«

Dinner-Cancelling – Die einfachste Anti-Aging-Strategie

Seit jeher träumen die Menschen davon, ihr Leben zu verlängern.

Wer von uns träumt nicht davon, ewig jung zu bleiben? Sicher wollen auch Sie nicht nur heute, sondern auch in 20 oder 30 Jahren noch gesund und vital sein. Der Wunsch, das eigene Leben zu verlängern, ist weit verbreitet und nur allzu verständlich. Dabei liegt unsere Lebenserwartung heute bereits wesentlich höher, als es noch vor wenigen Generationen der Fall war. Altersforscher gehen davon aus, dass wir dank moderner Diagnose- und Therapieverfahren bald noch viel älter werden können. In 20 Jahren könnten Hundertjährige zur Regel und nicht zur Ausnahme gehören.

Das Problem ist nur: Wir wollen ja nicht nur viele Jahre leben, sondern dabei auch möglichst fit und gesund bleiben. Schließlich nützt es wenig, besonders alt zu werden, wenn das Alter von starkem körperlichem und geistigem Abbau begleitet ist. Niemand möchte seine letzten Lebensjahre gerne als »Pflegefall« verbringen. Was können wir also tun?

Achtung vor verjüngenden Wundermitteln!

Eines ist sicher: Um den Alterungsprozess zu verzögern und die biologische Uhr sogar ein Stück zurückzustellen, brauchen Sie eine wirkungsvolle Anti-Aging-Strategie. Heute werden viele Anti-Aging-Mittel angeboten, doch es ist nicht alles Gold, was glänzt – und so sollten Sie immer auf Ihren gesunden Menschenverstand hören. Wundermittel, die ewige Jugend versprechen, sind mit größter Vorsicht zu genießen!

Forever Young – Alles eine Frage der Hormone?

Hormone lenken das Zusammenspiel der Organe und beeinflussen nachhaltig unser Gesamtbefinden.

Hormone stehen im Mittelpunkt vieler Anti-Aging-Strategien. Hormone sind chemische Botenstoffe, die wichtige Vorgänge im Organismus steuern. Den Hormonen haben wir es zu verdanken, dass wir uns fortpflanzen können, dass wir als Kinder wachsen und schließlich erwachsen werden oder dass unser Stoffwechsel seine vielfältigen Aufgaben gut ausführen kann. Die Hormone, die in den Drüsen produziert werden, beeinflussen die Tätigkeit und das Zusammenwirken all unserer Organe.

Doch was haben Hormone mit ewiger Jugend zu tun?

Ganz einfach: Mit zunehmendem Alter nimmt die körpereigene Produktion vieler wichtiger Hormone ab. Sinkt der Hormonspiegel, so bekommen wir dies an Leib und Seele zu spüren. Besonders deutlich wird das in den Wechseljahren, unter denen Männer übrigens genauso zu leiden haben wie Frauen: Beim Mann kommt es in dieser Zeit vermehrt zu Potenzstörungen, Haarausfall und einer Abnahme der Muskelkraft. Frauen verlieren ihre Fähigkeit zur Fortpflanzung und leiden häufig unter Hitzewallungen. Doch abgesehen von diesen geschlechtsspezifischen Unterschieden kann der mit zunehmendem Alter sinkende Hormonspiegel bei Männern und Frauen zu den gleichen Symptomen führen:

Je älter der Mensch, desto weniger Hormone produziert sein Körper.

* Erschöpfung und chronische Müdigkeit
* Depressive Verstimmungen und Lustlosigkeit
* Konzentrationsprobleme und Gedächtnisstörungen
* Ein- und Durchschlafstörungen
* Schwächung des Immunsystems
* Osteoporose
* Kopfschmerzen
* Austrocknen der Haut und Schleimhäute
* Libidoverlust

Hormone schlucken nur unter ärztlicher Kontrolle!

Inzwischen hat es sich herumgesprochen, dass Jungbleib-Hormone wie Melatonin, DHEA (Dehydroepiandrosteron) oder STH (Somatotropin) den Alterungsprozess verzögern. Kein Wunder, dass Hormonpräparate heiß begehrt sind. Da Hormone bei uns jedoch vernünftigerweise nur vom Arzt verschrieben werden dürfen, sind sie nicht leicht erhältlich. Ganz anders sieht das allerdings in den USA aus: Hier sind Hormonpräparate in jedem Drugstore frei verkäuflich. Und natürlich werden sie auch gekauft. Millionen Amerikaner schlucken regelmäßig bunte Hormon-Cocktails, ohne sich dabei ernsthafte Gedanken über die Langzeitfolgen zu machen.

Melatonin, DHEA und Somatotropin gelten als Jungbleib-Hormone. Doch Vorsicht vor eigenmächtigem Gebrauch!

Vergeblich warnen Ärzte seit langem vor der eigenmächtigen Einnahme von Hormonpräparaten. Wer Hormone schluckt, ohne seinen Arzt zu fragen, muss zum Teil mit verheerenden Nebenwirkungen rechnen. Organschäden, Hodenschrumpfung, Zyklusstörungen, chronische Erschöpfung und Krebserkrankungen sind nur einige davon.

*Mit Dinner-Can-
celling halten Sie
Ihre körpereigene
Hormonfabrik in
Schuss – die ganz
natürliche Anti-
Aging-Strategie!*

Das Problem: Hormone können nur dann relativ gefahrlos eingesetzt werden, wenn sie auch tatsächlich fehlen. Ob und welche Hormone Ihnen fehlen, kann aber nur der Endokrinologe – der »Hormon-Facharzt« – feststellen. Eine Hormonersatztherapie macht für Sie nur Sinn, wenn Sie Ihren Hormonstatus zuvor eindeutig bestimmen lassen.

Trotzdem müssen Sie nun nicht gleich zum Facharzt gehen, um den Alterungsprozess zu bremsen. Es gibt sehr einfache Möglichkeiten, Ihren Hormonspiegel ohne chemische Keulen auf Trab zu bringen. Das Gute dabei ist, dass Ihr Körper seine Hormonproduktion dabei selbst regulieren kann – und Ihr Körper weiß schließlich ganz genau, was er braucht.

Die »Jungbleib-Hormone« Melatonin und STH

Durch Dinner-Cancelling kann die Produktion wichtiger Anti-Aging-Hormone auf natürliche Weise angeregt werden. Dabei spielen zwei Hormone eine besonders große Rolle – Melatonin und das Wachstumshormon STH (Somatotropin):

*Das Schlafhormon
Melatonin unterstützt
den Regenerations-
prozess des Körpers.*

Melatonin wird in der Epiphyse (Zirbeldrüse) im Gehirn produziert und beeinflusst den Schlaf-Wach-Rhythmus. Melatonin wird vor allem nachts ausgeschüttet. Sobald es abends dunkel wird und die Sonne untergeht, bildet unser Körper automatisch mehr Melatonin. Die Folge: Wir werden müde und schlafen ein. Nicht umsonst wird Melatonin daher auch als »Schlafhormon« bezeichnet. Während der Nacht sorgt das Melatonin dafür, dass unser Körper sich gründlich regenerieren kann. Zu diesem Zweck wird die Produktion der Geschlechtshormone und die Aktivität der Keimdrüsen gebremst. Auch der Blutdruck sinkt ab. Alle biochemischen Reaktionen im Körper werden auf Sparflamme geschaltet. So sinkt auch die Körpertemperatur um knapp ein Drittel Grad ab. Dieses »Herunterfahren des Motors« führt

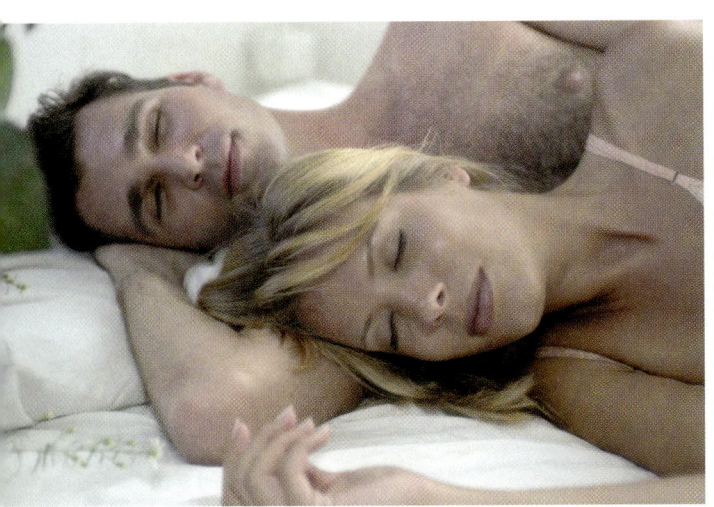

Melatonin und STH werden vor allem nachts produziert.

dazu, dass viel Energie gespart wird: Die Billionen Zellen unseres Körpers können sich erholen, was sich positiv auf unsere Lebensdauer auswirkt.

> Durch Dinner-Cancelling wird die Melatonin-Produktion erhöht. Ein leerer Magen regt das Gehirn dazu an, Impulse auszusenden, die die nächtliche Melatoninproduktion ankurbeln und die Körpertemperatur leicht absenken. Altersforscher vermuten, dass dadurch nicht nur überlebenswichtige Reparaturen innerhalb der Zellen besser ablaufen können, sondern dass auch viele Organfunktionen dadurch optimiert werden.

Je länger der Körper dagegen mit Verdauen beschäftigt ist, desto später setzt dieser Prozess ein. Während Abendfasten die Melatoninproduktion also erhöht, wird sie durch nächtliche Verdauungsprozesse gehemmt. Wer also spät am Abend noch eine Pizza oder einen Braten isst, trägt auch auf hormoneller Ebene dazu bei, dass er schon bald »alt aussieht«.

Das Abendessen verzögert die nächtliche Hormonausschüttung – Dinner-Cancelling kurbelt sie an.

Für die Altersforschung ist neben dem Melatonin auch das Wachstumshormon (STH = Somatotropin) von besonderem Interesse. Wissenschaftler halten das Wachstumshormon für eines der wirkungsvollsten Hormone, wenn es darum geht, den Alterungsprozess zu verzögern.
Das von der Hirnanhangdrüse gebildete Wachstumshormon lenkt die Aufnahme der Aminosäuren und steuert den Fettstoffwechsel. Ebenso wie Melatonin wird auch Somatotropin nachts gebildet, und zwar vor allem in der Zeit vor Mitternacht. Und ebenso wie Melatonin ist das Wachstumshormon an Reparaturmechanismen in den Zellen beteiligt.
Ein sinkender Somatotropin-Spiegel geht mit einem Abbau an Muskelmasse einher. Nicht umsonst nutzen Kraftsportler dieses Hormon daher, um ihre Muskeln zu erhalten bzw. aufzubauen. Auch auf den Herzmuskel und sogar auf die Spannkraft der Haut wirkt sich das Wachstumshormon positiv aus.
Wissenschaftler konnten die verjüngenden Wirkungen des Wachstumshormons vielfach beobachten. 1990 verabreichte der Mediziner Daniel Rudman (Medical College of Wisconsin) Senioren dreimal in der Woche Wachstumshormone. Schon nach einem halben Jahr war die Zunahme der Muskelmasse deutlich sichtbar. Doch Rudman konnte noch weitere positive Wirkungen nachweisen. Die kontrollierte Gabe von Wachstumshormonen führte bei den Versuchsteilnehmern zu

Das Wachstumshormon STH spielt in der Anti-Aging-Medizin eine zentrale Rolle.

- einer Stärkung der Immunabwehrkräfte
- einer Straffung der Haut
- einem Abbau von Körperfett
- einem Zuwachs an Muskelgewebe
- erhöhter Leistungsfähigkeit

Regen Sie die Hormonproduktion auf natürlichem Wege an!

Auf gefahrlosem und unbedenklichem Weg können Sie Ihren Körper darin unterstützen, den Somatotropin-Spiegel zu erhöhen.

> Achten Sie auf Ihr Gewicht: Bei Übergewichtigen ist der Somatotropin-Spiegel meist wesentlich niedriger als bei Menschen mit Idealgewicht. Und je niedriger der STH-Spiegel ist, desto schneller kommt es zu typischen Alterserscheinungen.
> Praktizieren Sie Dinner-Cancelling: Bleibt der Magen abends leer, wird nicht nur die Melatonin-, sondern auch die Somatotropin-Produktion angeregt. Umgekehrt bremsen reichhaltige Abendmahlzeiten die Ausschüttung dieser Hormone und tragen so indirekt dazu bei, dass unsere Zellen schneller altern.

Wer weniger isst, lebt länger

Weniger ist manchmal mehr!

Die Produktion der Jungbleib-Hormone Melatonin und Somatotropin wird durch abendliches Fasten besonders effektiv angeregt. Wer seine biologische Uhr zurückdrehen will, der sollte bei seiner Ernährung also immer daran denken, dass weniger oft mehr ist!

Natürlich gibt es viele Möglichkeiten, den Alterungsprozess durch eine gesunde Lebensweise zu verzögern – doch die einfachste und effektivste besteht nun einmal darin, weniger zu essen. Anhänger der amerikanischen »Life-Extension«-Bewegung, die sich die Verlängerung ihrer Lebenszeit zum Ziel gemacht haben, betonen das immer wieder.

Roy Walfords Zauberformel: »Calorie-Restriction«

Roy Walford – Pionier auf dem Gebiet der Lebensverlängerung durch Kalorienreduktion – machte vor rund 10 Jahren weltweit Schlagzeilen. Als Arzt war er Teilnehmer des »Biosphere 2«-Experiments, bei dem eine Gruppe von Forschern längere Zeit in einem künstlichen Ökosystem lebte. Dort kam er eher unfreiwillig in den »Genuss« kärglicher Mahlzeiten, denn das Gemüse wollte unter den Glaskuppeln einfach nicht so wachsen wie geplant. Trotz der sehr kalorienarmen Kost fühlten sich die Forscher aber körperlich und geistig sehr fit.

Walford ist davon überzeugt, dass eine Reduktion der üblichen Kalorienmenge unser Leben verlängert. Er weist darauf hin, dass der Anteil der Hundertjährigen auf der Pazifikinsel Okinawa 40-mal so hoch ist wie im japanischen Durchschnitt. Im Gegensatz zu normal essenden Japanern nehmen die Inselbewohner rund ein Drittel weniger Kalorien zu sich.

»Calorie-Restriction« lautet Walfords Zauberformel – zu deutsch: Kalorien-Einschränkung. Genau das gleiche Prinzip verfolgt auch die Dinner-Cancelling-Strategie.

Und dafür, dass sie nicht nur überflüssige Pfunde schmelzen lässt, sondern dazu führt, dass Sie lange jung bleiben, spricht vieles: Tatsächlich werden Walfords Ansichten von vielen anderen Anti-Aging-Spezialisten geteilt. So schreibt der Gesundheitswissenschaftler Prof. Dr. Peter Axt: »Die einzige Methode, die sowohl bei Säugetieren als auch beim Menschen nachweislich sowohl das Altern verlangsamen als auch das Leben verlängern kann, ist eine Reduktion des Energieverbrauchs und eine Verlangsamung der Stoffwechselaktivität durch eine Einschränkung der Kalorienzufuhr.«[1]

Und die einfachste Möglichkeit, die Kalorienzufuhr auf natürliche Weise und ganz ohne Kalorienzählen zu reduzieren, bietet die Dinner-Cancelling-Strategie. Diese Ansicht vertritt auch Prof. Dr. Dr. Johannes Huber, Endokrinologie an der Universitätsklinik für Frauenheilkunde in Wien: »Wir sagen seit Jahren, das ist nachlesbar, dass es zwei Säulen gibt. Auf der einen Seite die Medizin, auf der anderen Seite die Lifestyle. Man kann nicht Anti-Aging-Medizin betreiben und 30 Zigaretten am Tag rauchen oder übergewichtig sein. [...] Wir stellen einen Aspekt ganz besonders in den Vordergrund, nämlich ›restriction of calories‹ oder ›Dinner-Cancelling‹.«[2]

In Tierversuchen konnte mehrfach nachgewiesen werden, dass eine Reduzierung der Nahrung zu einer Verbesserung der Gesundheit und einer höheren Lebensdauer der Versuchstiere führt, während Überfütterung das Gegenteil bewirkt. Schon 1935 konnte der Biologe Clive M. McKay von der Cornell University die Lebenserwartung von Laborratten in beeindruckender Weise erhöhen. Er reduzierte die Kalorienmenge des Futters und erreichte so, dass einige seiner Diät-Ratten mehr als doppelt so lange lebten, wie ihre normal fressenden Artgenossen. Und dabei blieben sie auch noch erstaunlich gesund.

Tierversuche bestätigen, dass eine reduzierte Nahrungsmittelmenge einen Anti-Aging-Effekt auslöst.

1 Aus »Vom Glück der Faulheit« (Prof. Dr. P. Axt / Dr. Michaela Axt-Gadermann), München 2001
2 Aus »Anti-Aging« (Dr. M. Despeghel-Schöne / Dr. D. Alamouti / J. Pütz), Köln 2001

Auch Richard Weindruch, Professor an der University of Wisconsin, ist davon überzeugt, dass Kalorienreduktion die Lebensdauer von Versuchstieren erheblich erhöhen kann. Er setzte seine Labormäuse auf Diät, indem er ihnen ein Drittel der üblichen Kalorienzufuhr strich. Der Effekt: Die Mäuse lebten bis zu 40% länger als üblich. Darüber hinaus wirkte die Kalorienreduktion Entzündungsprozessen entgegen und es wurden Gene aktiv, die den altersbedingten Zellverfall verlangsamten.

Seit mehr als 12 Jahren hält der Biologe nun rund 200 Rhesusaffen auf »Low-Calorie-Diät«. Frühestens in 30 Jahren wird sich zeigen, ob sie sich lebensverlängernd auswirkt. Doch schon jetzt wurde bei regelmäßigen Untersuchungen der Primaten festgestellt, dass sie über außerordentlich gute Abwehrkräfte und eine sehr robuste Konstitution verfügen.

Weniger Kalorien – das stärkt das Immunsystem und senkt das Krebsrisiko.

Tierversuche lassen sich nicht ohne weiteres auf den Menschen übertragen. Trotzdem spricht vieles dafür, dass eine Reduktion der Kalorienzufuhr auch beim Menschen Mechanismen auslöst, die den Alterungsprozess bremsen und das Leben verlängern. Fest steht, dass die Low-Calorie-Strategie das Immunsystem aktiviert und das Krebsrisiko senkt.

Eine Befragung überdurchschnittlich alter Menschen – sie alle waren über 100 Jahre alt – ergab, dass sie alle ihr Leben lang eher wenig gegessen und vor allem leichte Kost zu sich genommen hatten. Kein Wunder: Wenn Überernährung und Übergewicht das Risiko für Diabetes, Bluthochdruck und Herz-Kreislauf-Erkrankungen erhöhen, gilt logischerweise auch das Gegenteil: Nur wer Übergewicht abbaut und Überernährung vermeidet, kann seine Gesundheit dauerhaft schützen.

Wenn Sie überdurchschnittlich lange leben wollen und darüber hinaus auch im hohen Alter noch jede Menge Energie zur Verfügung haben möchten, sollten Sie weniger essen. »Weniger« heißt, weniger als unsere Durchschnittsbevölkerung, denn die nimmt nachgewiesenermaßen zu viele Kalorien auf.

> Passen Sie Ihren Kalorienverbrauch Ihren Lebensgewohnheiten an und vermeiden Sie Kalorienhämmer – Sie erhöhen damit Ihre Lebenserwartung!

Anti-Aging-Experten empfehlen Frauen, täglich höchstens 1500 bis 2000 Kalorien aufzunehmen – bei Männern dürfen es zwischen 1800 und 2300 Kalorien sein. Die Zahlen beziehen sich auf die sitzende Bevölkerung. Sportler und Menschen, die körperlich arbeiten, müssen die Menge natürlich entsprechend erhöhen. Das Gleiche gilt für Menschen, die deutlich größer sind als der Durchschnitt, denn der Kalorienbedarf ist auch von der Körpergröße abhängig.

> Der wichtigste »Jungbleib-Tipp« lautet: Weniger essen!
> Durch Dinner-Cancelling können Sie Ihre durchschnittliche
> Kalorienzufuhr problemlos um knapp ein Drittel reduzieren –
> der beste und gesündeste Weg in ein hohes Alter!

Dinner-Cancelling hilft nicht nur eingeschlafenen Hormonen auf die Sprünge – auch im Zusammenhang mit der körpereigenen Proteinproduktion lässt sich der verjüngende Effekt des Dinner-Cancelling erklären: Unser Körper produziert ständig Proteine (Eiweißkörper), die unter anderem beim Muskel- und Organaufbau eine wichtige Rolle spielen. Durch Dinner-Cancelling werden die so genannten Heat-Shock-Moleküle aktiv: Diese Moleküle bestimmen das Muster der Proteine – sie sorgen also dafür, dass die Eiweißstrukturen unseres Körpers die richtige Form erhalten und im Organismus optimal funktionieren.

Dinner-Cancelling wirkt sich auch positiv auf die Proteinproduktion aus: so stärken Sie Muskeln und Organe!

Kurze Fastenperioden, die ja durch Dinner-Cancelling automatisch entstehen, führen dazu, dass sich die Heat-Shock-Moleküle vermehren. Die Folge: Muskeln und Organe werden im wahrsten Sinne des Wortes »top in Form« gehalten. Wissenschaftler suchen derzeit intensiv nach Erklärungen dafür, warum und wie das genau funktioniert. Doch für unsere Zwecke genügt es, zu wissen, dass es funktioniert!

Anti-Aging-Tipps

»Mäßigung beim Essen« – das ist zweifellos die beste Strategie, um schlank zu werden, gesund zu bleiben und dem Älterwerden die kalte Schulter zu zeigen. Doch natürlich gibt es noch weitere Methoden, die Sie dabei unterstützen:

→ **Tanken Sie Vitamine!** Bei allen Vorteilen der »Low-Calorie«-Philosophie sollten Sie immer bedenken, dass es dabei nicht darum gehen sollte, nur noch Kalorien zu zählen. Auch wenn Anti-Aging-Experten konkrete Kalorien-Mengen angeben, sind diese mit Vorsicht zu genießen, da jeder Mensch einen sehr individuellen Kalorienverbrauch hat. Klammern Sie sich daher nicht an Zahlen und Tabellen. Durch Dinner-Cancelling

Vitamine und Mineralstoffe – ein entscheidender Eckpfeiler der Dinner-Cancelling-Strategie!

sparen Sie ganz automatisch Kalorien ein, ohne auf jede Kalorie einzeln achten zu müssen.

Worauf es Ihnen dagegen unbedingt ankommen sollte, ist die Qualität Ihrer Nahrung. Wenn Sie lange und dabei gesund leben wollen, sollten Sie sich optimal ernähren. Ein weiterer wichtiger Anti-Aging-Tipp lautet daher – versorgen Sie sich am besten täglich mit allen wichtigen Vitaminen und Mineralstoffen.

Bewegung, ganz entspannt und moderat – das hält Sie jung!

→ **Bleiben Sie in Bewegung!** Eine weitere wichtige Voraussetzung dafür, jung zu bleiben, schaffen Sie, indem Sie sich ausreichend bewegen. Sie müssen nicht zum Sportler werden, doch sollten Sie sich regelmäßig Bewegungseinheiten gönnen – ob zu Fuß, auf dem Fahrrad oder auf Inline-Skates spielt dabei keine Rolle. Zahlreiche Studien belegen, dass moderates Training nicht nur Herz und Kreislauf schützt, sondern auch die Ausschüttung wichtiger Anti-Aging-Hormone anregt und das Immunsystem aktiviert.

Mit Vitaminen, Stressabbau und leichtem Sport gegen freie Radikale.

→ **Stoppen Sie Freie Radikale!** »Freie Radikale« sind hochreaktive Zwischenprodukte des Stoffwechsels. Diese aggressiven Teilchen greifen unsere Zellen an, wo immer sie können. Freie Radikale werden vor allem durch Umweltgifte, UV-Strahlen, Stress, Zigarettenrauch oder bei erhöhten Ozonwerten freigesetzt. Sie beschleunigen den Alterungsprozess im Körper.

Einige Schutzstoffe – dazu gehören vor allem Vitamin A, C und E sowie das Spurenelement Selen – helfen unseren Zellen, sich gegen diese Angriffe zur Wehr zu setzen. Die Substanzen, die Freie Radikale abfangen, werden als »Antioxidantien« bezeichnet. Besonders viele »Abfangjäger« sind in Zitrusfrüchten, Kartoffeln, Zwiebeln, Paprika, Nüssen, kalt gepressten Pflanzenölen, Meeresfisch, Tomatensaft sowie in grünem und schwarzem Tee enthalten.

Eine weitere einfache Möglichkeit, das radikale Treiben der zerstörerischen Moleküle einzudämmen, besteht darin, nicht zu rauchen, keinen oder nur wenig Alkohol zu trinken, körperliche Überanstrengungen zu meiden und sich Stress so weit als irgend möglich vom Hals zu schaffen.

Rundum gesund durch Dinner-Cancelling

Dinner-Cancelling bietet Ihnen eine hervorragende Möglichkeit, Ihren Körper zu entgiften und etwas für Ihre Gesundheit zu tun. Viele Menschen träumen davon, abzunehmen und wenden die Dinner-Cancelling-Strategie nur aus diesem einzigen Grund an. Doch nach einiger Zeit stellen sie dann fest, dass sie sich insgesamt wesentlich besser fühlen und viele Beschwerden »wie durch ein Wunder« ganz von selbst verschwinden.

Dieser Effekt ist allerdings nicht weiter verwunderlich: Von Heilpraktikern und Naturheilärzten wird das Abendfasten schon seit langem zur Gesundheitsvorsorge empfohlen, unter anderem um die Organe zu entlasten und Krankheiten vorzubeugen. Doch auch wenn es darum geht, Heilungsprozesse zu unterstützen, ist die Dinner-Cancelling-Methode sehr hilfreich. Die größten Erfolge zeigt sie bei Beschwerden und Erkrankungen, von denen unzählige Menschen insbesondere im westlichen Kulturkreis betroffen sind und die als die typischen Zivilisationskrankheiten gelten.

Gesund werden, gesund bleiben – Dinner-Cancelling beugt Krankheiten vor und beschleunigt Heilungsprozesse.

Ernährungssünden und ihre Folgen

Unsere Ernährung hat sich während der letzten 100 Jahre erheblich verändert. Theoretisch können wir heute ganzjährig aus einem reichhaltigen Angebot an frischen Obst-, Gemüse-, Fisch- und Fleischsorten auswählen. Im Gegensatz zu unseren Großeltern, die sich auf einige wenige Nahrungsmittel beschränken mussten, steht uns ein Riesensortiment an Lebensmitteln zur Verfügung – doch in der Praxis nutzen wir diesen Vorteil viel zu wenig, denn das Angebot an Nahrungsmitteln, aus dem wir heute auswählen können, enthält zudem viele Lebensmittel minderer Qualität – eine Folge der rasant gestiegenen industriellen Verarbeitung. Dementsprechend essen die meisten von uns heute tatsächlich viel zu »zivilisiert«. Die Angewohnheit, zu viel und vor allem zu viel vom Falschen zu essen, hat zur Verbreitung massiver gesundheitlicher Probleme in erheblichem Ausmaß beigetragen.

Das Angebot an Nahrungsmitteln ist reichhaltig wie nie – doch oft greifen wir zu den falschen.

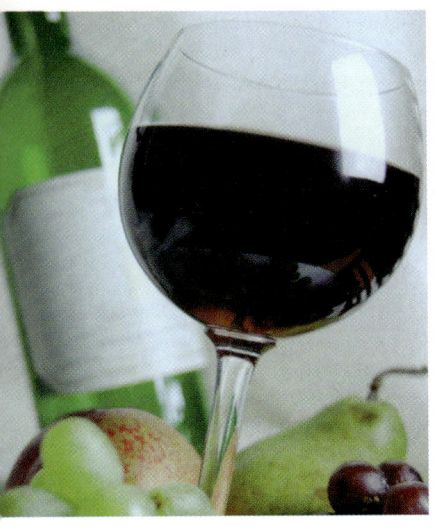

7 »zivilisierte« Angriffe auf Ihre Gesundheit und wie Sie sich davor schützen

Zivilisationskrankheiten wie Bluthochdruck, Diabetes, Gicht und Herz-Kreislauferkrankungen machen heute vielen Menschen das Leben schwer. So viele Vorteile die moderne Lebensweise bietet, so groß sind leider auch die Gefahren, die damit verbunden sind.

Einige Zivilisationsfaktoren tragen erheblich dazu bei, dass Essen zunehmend zum Gesundheitsrisiko wird. Doch durch eine bewusste Auswahl der Nahrung können Sie viel tun, um sich zu schützen:

Das Problem	Die Lösung
1. Die industrialisierte Landwirtschaft: Monokulturen, Massentierhaltung, der Einsatz von Antibiotika und Pflanzenschutzmitteln – all das verschlechtert die Qualität unserer Nahrung.	Kaufen Sie bewusst ein. Fragen Sie nach, woher die Lebensmittel stammen, kaufen Sie direkt beim Bauern, auf Wochenmärkten oder in Naturkostläden.
2. Zusatzstoffe in der Nahrung: Aus geschmacklichen, optischen und Haltbarkeitsgründen setzt die Nahrungsmittelindustrie Lebensmitteln Farb-, Konservierungs- und künstliche Geschmacks- oder Süßstoffe zu. Einige dieser Substanzen stehen im Verdacht, Allergien auszulösen oder Krebs zu fördern.	Achten Sie sehr genau darauf, was in Ihrem Einkaufswagen landet. Fertigprodukte und Konserven enthalten meist nur wenig Vitamine, dafür aber jede Menge künstliche Zusatzstoffe. Im Zweifelsfall sollten Sie immer einen Blick auf das Etikett werfen. Ziehen Sie grundsätzlich frische Produkte den bereits industriell verarbeiteten vor.
3. Fastfood: Schnellimbiss-Restaurants legen sehr wenig Wert auf qualitativ hochwertige Nahrungsmittel und die schonende Zubereitung. Speisen, die nur satt machen, ohne uns mit lebenswichtigen Vitalstoffen zu versorgen, schaden unserer Gesundheit langfristig.	Essen Sie frisch zubereitete Speisen. Suchen Sie Gaststätten auf, in denen nicht nur der Kommerz, sondern auch die Qualität des Essens zählt. Kochen Sie selbst, dann wissen Sie genau, was auf Ihrem Teller landet.

Das Problem	**Die Lösung**

4. Zu viel Fett:

Unsere Nahrung enthält heute mehr Fett als je zuvor. Wer fette Käse- und Fleischsorten oder Sahnetorten isst, weiß meist, dass er Fett zu sich nimmt. Doch auch versteckte Fette machen uns das Leben schwer. Blätterteig, Nusskuchen, Mayonnaisen oder Kartoffelchips lassen uns schnell dick und alt aussehen.

Folgen Sie dem Low-Fat-Prinzip (siehe Seite 62). Wählen Sie bewusst Nahrungsmittel aus, die viel Kohlenhydrate und wenig Fett enthalten. Greifen Sie zu Obst, Gemüse, Vollkornprodukten, Reis und Salaten und wählen Sie magere Fleischsorten. Achten Sie auf versteckte Fette in Lebensmitteln!

5. Zu große Mengen:

Die meisten von uns essen schlicht und einfach zu viel. Wer mehr Kalorien aufnimmt, als er verbraucht, bekommt Probleme mit seinem Gewicht – und irgendwann auch mit seiner Gesundheit.

Reduzieren Sie bewusst die Kalorienaufnahme. Dabei helfen Ihnen das Low-Calorie-Prinzip (Seite 26 ff.) und vor allem: Die Dinner-Cancelling-Methode!

6. Alkohol, Nikotin, Kaffee:

Nahrungsmittel versorgen uns mit Lebensenergie, während Genussmittel wie Alkohol, Nikotin oder Kaffee Bedürfnisse befriedigen, die nicht wirklich lebensnotwendig sind – auch wenn sie so manches Mal als unverzichtbar erscheinen mögen. Dass man sie als Genussmittel bezeichnet, kann nicht heißen, dass wir den Verzehr lebensnotwendiger Nahrungsmittel nicht auch genießen sollten – ganz im Gegenteil! Alle Substanzen, die nur dem raschen Konsum und dem kurzfristigen Genuss dienen, ohne uns mit wirklich benötigten Nährstoffen zu versorgen, sind mit Vorsicht zu genießen, da ihr Schaden – insbesondere bei übermäßigen Verbrauch – größer ist als der Nutzen.

Je weniger Alkohol, Nikotin oder Kaffee, desto besser. Gegen einen Espresso nach dem Essen spricht ebenso wenig wie gegen ein Glas Wein. Doch bei Genussmitteln gilt ganz besonders: »Weniger ist mehr!« Je bewusster Sie genießen, desto kleiner wird übrigens auch die benötigte Menge. Genießen heißt, sich eine Praline im Mund zergehen zu lassen – aber nicht, tafelweise Schokolade zu verputzen.

7. Stress:

Nicht nur was Sie essen ist wichtig, sondern auch *wie* Sie essen. Wer immer in Eile is(s)t und unter Dauerspannung steht, leidet nicht nur psychisch, sondern schadet auch seinem Körper und seinen Organen, die sehr empfindlich auf Stress reagieren.

Lassen Sie es ruhig angehen. Gönnen Sie sich jeden Tag »Relax-Einheiten« und nehmen Sie sich Zeit, Ihre Mahlzeiten zu genießen. Essen nicht »nebenbei«. Wer beim Essen Zeitung liest oder vor dem Fernseher sitzt, überhört Sättigungssignale und isst viel mehr, als er braucht.

Wenn Essen krank macht

Die Bedeutung der Ernährung wird in der praktischen Schulmedizin bedauerlicherweise immer noch zu sehr vernachlässigt.

Im Gegensatz zur Naturheilkunde richtet die Schulmedizin ihr Augenmerk nur selten auf die Ernährung. Nur in Ausnahmefällen, wie etwa bei einer Diabetes-Erkrankung, wird man von seinem Arzt Ernährungstipps zu hören bekommen. Schade – denn tatsächlich wirkt sich jede noch so kleine Mahlzeit auf die Gesundheit aus.

Ernährungswissenschaftler haben inzwischen viele Wirkmechanismen von Vitaminen, Mineralstoffen und sekundären Pflanzenstoffen entdeckt. Es besteht kein Zweifel: Die meisten Substanzen, die wir über die Nahrung aufnehmen, haben einen Einfluss auf Körper und Seele – sie können heilend, aber auch zerstörerisch wirken.

Von durchschnittlich einem Drittel unserer Nahrung lebt unser Körper. Zwei Drittel unserer Nahrung kann er nicht verwerten – auf indirektem Weg leben davon nur die Ärzte.

Die falsche Ernährung hat einen direkten Einfluss auf unsere körperliche Verfassung und kann ernsthaft krank machen.

Selbst hartnäckige Erkrankungen sind oft Folge langjähriger Ernährungsfehler. Nur durch eine konsequente Umstellung der Lebens- und Ernährungsweise können wir unsere Selbstheilungskräfte aktivieren. Viele Naturheilkundler sind der Überzeugung, dass die Ernährung bei der Entstehung ausnahmslos jeder Krankheit eine große Rolle spielt. Sicher ist, dass eine ganze Reihe weit verbreiteter Leiden mit einer grundsätzlich falschen Ernährung zusammenhängt.

Dazu gehören insbesondere:

- ◆ Arteriosklerose
  (Arterienverkalkung)
- ◆ Herz-Kreislauf-Erkrankungen
- ◆ Diabetes
- ◆ Gicht
- ◆ Rheumatismus
- ◆ Verstopfung

- ◆ chronische Darmleiden
- ◆ Magenschleimhautentzündung
- ◆ einige Krebserkrankungen
- ◆ Asthma
- ◆ Allergien
- ◆ Ekzeme und andere
  Hauterkrankungen

> Durch die umfassende Dinner-Cancelling-Strategie können Sie kleine »Zivilisationssünden« wieder gutmachen.
> Regelmäßig angewendet schützt Dinner-Cancelling vor vielen Leiden und aktiviert die Selbstheilungskräfte.

Mit Dinner-Cancelling gegen Krebs?

Bei Krebsforschern ist die Bedeutung der Ernährung umstritten. Während einige Wissenschaftler sie als minimal einschätzen, sind andere der Ansicht, dass die richtige Ernährung in hohem Maße vor verbreiteten Krebsarten, insbesondere vor Darm- und Brustkrebs, schützt.

Leichte Kost und der Verzicht auf zu viel Essen schützt die gesunden Zellen und unterstützt die Entgiftungsprozesse im Körper.

Tierversuche und Reihenstudien konnten belegen, dass eine *leichte* Unterernährung das Krebsrisiko senkt, während Überernährung die Krebsentstehung zu begünstigen scheint. Grundsätzlich trägt jeder Mensch ein gewisses »Krebspotenzial« in sich. Bösartige Zellen werden jedoch im Normalfall vom Immunsystem zerstört. Stressauslösende Faktoren wie Rauchen, hoher Alkoholkonsum, aber auch eine übermäßige und fettreiche Ernährung schwächen das Immunsystem – die natürliche Krebsabwehr wird so gehemmt.

Ein wichtiges Ziel der Dinner-Cancelling-Strategie ist die Reduktion der durchschnittlichen Kalorienaufnahme. Bei kalorienreduzierter Kost werden vermehrt bösartige Zellen abgestoßen und ausgeschieden. Dies scheint mit einem Energiespareffekt des Körpers zusammenzuhängen: In »Hungerszeiten« werden vom Organismus intelligenterweise vor allem jene Zellen abgestoßen, die er nicht mehr benötigt – und dazu zählen insbesondere entartete Zellen, die zu Krebsbildungen führen können.

Warum der Körper in kurzen Fastenperioden ausgerechnet jene Zellen, die für uns so gefährlich werden können, abstößt, konnte bisher wissenschaftlich noch nicht genau geklärt werden. Sicher ist jedoch, dass eine Einschränkung der Kalorienmenge die gesunden Zellen schützt und die Entgiftung des Körpers fördert.

Entschlackung – So werfen Sie Altlasten über Bord

Wenn die Müllabfuhr streikt, dauert es nicht lange, bis es alle merken, denn Müll stinkt im wahrsten Sinne des Wortes zum Himmel. Wenn unser Körper von belastenden »Abfallprodukten« überschwemmt wird, kann es hingegen noch Jahre dauern, bis gesundheitliche Probleme auftauchen und es allerhöchste Zeit wird, etwas zu unternehmen. Aber warum so lange warten?

Abfallprodukte im Organismus, die der Körper nicht beseitigen kann, schaden Gesundheit und Wohlbefinden.

Die Abfälle, die sich in den Verdauungsorganen und im Gewebe ansammeln, werden als »Schlacken« bezeichnet. Die Verschlackung des Körpers hat vielfältige Ursachen: Einseitige Ernährung, fette Speisen, Alkohol, Nikotin, Umweltgifte und Stress sind die häufigsten.

Medizinisch gesehen werden Stoffwechselprodukte und Verdauungsrückstände erst dann zu Schlacken, wenn der Körper sie nicht mehr abtransportieren kann; je mehr »Abfall« wir ansammeln, desto wahrscheinlicher wird das.

Kalorienüberschuss führt dazu, dass der Körper nicht mehr alle Nährstoffe verwerten kann – so entstehen »Schlacken«.

Über das Bindegewebe und die Bindegewebsflüssigkeit gelangen Sauerstoff und andere lebenswichtige Nährstoffe in die Zellen. Zu häufiges Essen kann diesen Mechanismus stören: Sind die Körperzellen durch Nahrung gesättigt, dauert es einige Zeit, bis sie wieder neue Nährstoffe aufnehmen können. Wenn Sie zu viel oder in zu kurz aufeinander folgenden Abständen essen, entsteht ein Nährstoff-Stau: über das Bindegewebe nachkommende Nährstoffe können von den bereits übersättigten Körperzellen nicht mehr aufgenommen werden und lagern sich in der Bindegewebsflüssigkeit ab, die dadurch allmählich eindickt und übersäuert wird. Die Folge: Im Lauf der Zeit schaffen es immer weniger Nährstoffe, durch den Stau zu kommen, und die Zellen werden trotz reichlicher Kalorienaufnahme nicht optimal mit Nährstoffen versorgt.

Was können Sie dagegen tun? Ganz einfach:

- ◆ Belasten Sie Ihren Körper möglichst wenig, indem Sie auf schwere Nahrung verzichten. Ernähren Sie sich fettarm und vitaminreich und trinken Sie viel Wasser und reinigende Tees, wie zum Beispiel Lapachotee – so wie es die Dinner-Cancelling-Strategie empfiehlt.
- ◆ Geben Sie Ihrem Körper die Chance, Altlasten wieder auszuscheiden, indem Sie regelmäßig zwei- bis dreimal in der Woche auf das Abendessen verzichten. Die gesunde Entschlackung des Körpers unterstützen Sie zudem, indem Sie zweimal im Jahr die große *14-Tage-Dinner-Cancelling-Kur* durchführen.

Durch Dinner-Cancelling helfen Sie Ihrem Körper, Altlasten über Bord zu werfen. Dies ist die wichtigste Voraussetzung dafür, dauerhaft gesund zu bleiben. »Entschlackung« lautet das Zauberwort – auf den Alltag übertragen heißt das nichts anderes, als den Müll regelmäßig aus der Wohnung zu entfernen und zur Tonne zu tragen.

Dinner-Cancelling bietet Ihnen eine völlig unkomplizierte Möglichkeit zur Entschlackung. Die regelmäßige Anwendung der Dinner-Cancelling-Strategie

- ♦ ermöglicht es allen Organen, wichtige Aufräumarbeiten zu erledigen;
- ♦ verlängert die nächtliche Entgiftungsphase und entlastet somit die Zellen;
- ♦ unterstützt den Reinigungsprozess des Organismus;
- ♦ wirkt vielen chronischen Krankheiten entgegen und
- ♦ aktiviert die körpereigenen Abwehrkräfte.

Dinner-Cancelling – Fasten auf die sanfte Tour

Dinner-Cancelling ist im Grunde nichts anderes, als eine sehr sanfte Variante des Fastens. Da wir nachts üblicherweise ja keine Nahrung zu uns nehmen, hat der Körper in dieser Zeit die Möglichkeit, so etwas wie eine kleine Fastenkur einzulegen. Indem Sie Ihr Dinner zu bestimmten Zeitpunkten »canceln«, verlängern Sie ganz einfach diese nächtliche Fastenperiode und unterstützen dadurch die Entgiftungsmechanismen des Körpers.

Durch Dinner-Cancelling können Sie die nächtliche Entgiftungsphase verlängern – und erreichen damit kurzfristig denselben Effekt wie beim Fasten.

Fasten hat viele Vorteile: Der Körper nutzt Fastenzeiten, um schädliche Substanzen abzustoßen. Die Zellen werden von Giftstoffen und Säure befreit – Wasser- und Eiweißüberschüsse werden ausgeschwemmt. Das Gute dabei: Das funktioniert auch bei sehr kurzen Fastenperioden, vor allem wenn diese, wie beim Dinner-Cancelling, regelmäßig eingelegt werden.

Unser Körper verfügt über wirkungsvolle Selbstreinigungs-Mechanismen. Er reagiert sehr schnell und nützt günstige Situationen sofort, um sich innerlich zu reinigen.

Wer gegen 19 oder 20 Uhr eine schwere Mahlzeit zu sich nimmt und vor dem Fernseher dann noch bis Mitternacht Süßigkeiten oder Chips knabbert, gibt seinem Körper jedoch kaum eine Chance: Bis zum Frühstück sind es dann nur noch 7 bis 8 Stunden. Diese Zeit reicht nicht aus, um wichtige Aufräumarbeiten zu erledigen. Und zusätzlich werden den Verdauungsorganen durch die späten »Snacks« noch schwere Lasten aufgebürdet, wodurch die nächtliche Erholungsphase massiv gestört wird.

Wenn Sie Dinner-Cancelling praktizieren und ab 17 Uhr
nichts mehr essen, verlängern Sie die natürliche nächtliche
Fastenperiode auf 14 bis 15 Stunden. Darüber hinaus
belasten Sie Ihre Verdauungsorgane nicht mehr
mit schweren Speisen. Die frei gewordene Energie nutzt
Ihr Organismus, um sich von Toxinen (Giftstoffen) zu befreien.

Fasten: Ein Trend mit langer Tradition

Fasten kann wertvoller sein als jede Medizin.

Fasten ist Balsam für Körper und Seele. Gerade für Menschen, die rauchen, regelmäßig Alkohol trinken, sich schlecht ernähren oder unter Stress leiden, ist Fasten wertvoller als jede Medizin. Die Entgiftung wirkt wie ein Überlebens- und Energiekick für den Körper, durch den er negative Einflussfaktoren wieder ausgleichen kann.

Wie heilsam Fastenperioden für das Wohlbefinden sind, hat sich längst herumgesprochen. Nicht umsonst sind viele Menschen heute ausgesprochene Fastenfans. Doch Fasten ist keineswegs ein neuer Trend, sondern eine ganz natürliche Überlebens- und Heilungsstrategie.

In der Natur könnten viele Tiere nicht überleben, wenn sie nicht gelernt hätten, eine Zeit lang ohne Nahrung auszukommen. Doch auch der Mensch hat diese Fähigkeit entwickelt. Unsere steinzeitlichen Vorfahren waren immer wieder Hungerperioden ausgesetzt und so hat sich der Mensch entsprechend gewappnet. Einen kurzzeitigen Nahrungsentzug kann er gut überstehen, lange Hungersnöte dagegen werden für ihn zur Gefahr.

Fasten ist ein ganz natürlicher Heilmechanismus.
Wer krank ist, macht instinktiv das Richtige: Er fastet!
So kann der Körper alle Kräfte nutzen, um die Krankheit
zu überwinden, statt seine wertvollen Energien
für Verdauungsarbeiten verschwenden zu müssen.

Der Brauch des Fastens ist schon viele Jahrtausende alt. In vielen Religionen, wie etwa im Christentum oder Islam, werden feste Fastenzeiten seit jeher gepflegt. Doch auch Heilkundige aus unterschiedlichsten Kulturen verordneten ihren Patienten Fastenkuren. So wurden diese nicht nur in der mittelalterlichen Klostermedizin, sondern zum Beispiel auch bei südamerikanischen Schamanen geschätzt. Und auch heute wird Fasten von der modernen Naturheilkunde hochgehalten.

Dinner-Cancelling bietet Ihnen alle Vorteile des Fastens: Sie tun etwas für Ihre Gesundheit, Ihr Wohlbefinden und nicht zuletzt auch für Ihre Figur. Und im Gegensatz zu strengen, mehrtägigen Fastenkuren gibt es beim Dinner-Cancelling keinerlei unangenehme Begleiterscheinungen.

Dinner-Cancelling – Sanftes Fasten im Rhythmus der Natur

Dinner-Cancelling nützt den natürlichen Tag-Nacht-Rhythmus aus, um Ihren Körper zu entgiften. Nicht umsonst wird Dinner-Cancelling ja auch als »Abendfasten« bezeichnet. Immer wenn Sie Dinner-Cancelling anwenden, unterstützen Sie damit im Grunde nur die natürlichen Rhythmen von Tag (Nahrungsaufnahme) und Nacht (Fasten).

Essen und Fasten entsprechen unserem Lebensrhythmus. Verdauungs- und Stoffwechselvorgänge können nur dann reibungslos ablaufen, wenn zwischen Abendessen und Frühstück mindestens 10 Stunden liegen! Durch Dinner-Cancelling verlängern Sie diese Spanne auf bis zu 15 Stunden, wodurch Sie es Ihrem Körper viel leichter machen, die Nahrung, die tagsüber aufgenommen wurde, aufzuspalten und optimal zu verwerten. Und obwohl Dinner-Cancelling im Grunde eine Fastentechnik ist, nehmen Sie während des Tages doch genug Powerstoffe auf, die Ihnen alle nötigen Vitamine und Mineralstoffe liefern. Und genau hier liegt der Grund dafür, dass Dinner-Cancelling keine unangenehmen Fastenkrisen auslöst.

Dinner-Cancelling – Fasten ohne Krisen

Die Verlängerung der nächtlichen Nüchtern-Phase ist natürlich nicht mit dem herkömmlichen Fasten gleichzusetzen. Beim Dinner-Cancelling wird die Fastendauer bewusst kurz gehalten. Lieber kurz und regelmäßig – das ist die Devise.

Fasten: kurz, aber regelmäßig. Dinner-Cancelling unterscheidet sich vom klassischen Fasten. Es ist unkompliziert, unbedenklich und führt spürbar zu sofortigem Wohlbefinden.

So gesund Fasten ist, so ist das klassische Fasten nicht für jeden geeignet. Üblicherweise dauert eine Fastenkur mehrere Tage. Ein- und Ausleitungstage sind strikt zu beachten. Darüber hinaus erfordert die Prozedur der Darmreinigung durch Glaubersalz und Einläufe ein gewisses Know-how, weshalb ärztliche Beratung, sollten Sie eine Fastenkur machen, sehr zu empfehlen ist. Eine länger andauernde Nulldiät sollte grundsätzlich immer vom Arzt überwacht werden.

Auch ist das klassische Fasten an freien Tagen leichter durchzuführen, als etwa an arbeitsreichen, da es viel Zeit und Ruhe braucht. Vor allem aber können beim klassischen Fasten vielerlei unangenehme Begleiterscheinungen auftreten. Wer mehrere Tage nur Wasser oder Tees zu sich nimmt, leidet oft unter Kopfschmerzen, Unwohlsein oder Stimmungstiefs. Oft flammen während des Fastens alte Leiden wieder auf, bei Frauen kann es zu einer Verzögerung der Periode kommen.

Im Gegensatz zum klassischen Fasten bietet Dinner-Cancelling Ihnen eine unkomplizierte und unbedenkliche Variante des Fastens an. Dabei benötigen Sie keine ärztliche Beratung und kein einziges Abführmittel. Mit Beschwerden wie Kopfschmerzen, Kreislaufproblemen oder depressiven Stimmungen haben Sie beim Dinner-Cancelling nicht zu kämpfen – ganz im Gegenteil: Beim Abendfasten fühlen Sie sich auf Anhieb wohler – sowohl körperlich als auch seelisch.

Wer darf nicht Dinner-canceln?

Die Dinner-Cancelling-Strategie ist eine sehr sanfte und ungefährliche Methode. Da sie die Selbstheilungskräfte anregt, kann und sollte sie auch eingesetzt werden, um die Heilung von Erkrankungen zu beschleunigen. Dennoch gibt es auch beim Dinner-Cancelling einige Kontraindikationen, die Sie beachten sollten.

Dinner-Cancelling eignet sich nicht für

Trifft einer dieser Punkte derzeit auf Sie zu, sollten Sie auf Dinner-Cancelling verzichten.

- ◆ Schwangere und stillende Mütter
- ◆ Kinder unter 12 Jahren
- ◆ Menschen, die an lebensbedrohenden Krankheiten leiden
- ◆ Menschen mit behandlungsbedürftigen seelischen Problemen

Abendfasten: Feierabend für die Organe

Wer den Tag über hart gearbeitet hat, freut sich verständlicherweise auf seinen Feierabend. Doch genauso, wie wir uns eine Pause verdient haben, sollten wir auch unseren Organen etwas Freizeit gönnen.

Im zunehmenden Alter können vermehrt Organstörungen auftreten. Je nach Veranlagung bereitet dem einen der Darm, dem anderen die Lunge, dem dritten die Leber Probleme. An diesen Beschwerden ist man meist nicht ganz unschuldig und trägt dafür zumindest einen Teil der Verantwortung. Wie ein guter Chef, der dafür sorgt, dass seine Angestellten nicht bis an die Grenzen ihrer Kräfte belastet werden, sollte man auch seinen Körper nicht über die Maßen beanspruchen. Ein Angestellter, der ständig für zwei arbeiten und jede Menge Überstunden ableisten muss, wird früher oder später zusammenbrechen. Und dasselbe gilt auch für unsere Gesundheit. Überernährung, fette Nahrungsmittel, Alkoholgenuss und vor allem auch schwere Mahlzeiten am Abend belasten nicht nur die schlanke Linie, sondern auch Magen, Darm, Leber und Nieren.

Überfordern Sie Ihren Körper nicht. Durch Essenspausen schaffen Sie die beste Voraussetzung für die Regeneration Ihrer Organe.

> Gönnen Sie Ihren Organen öfter mal wohltuende Auszeiten. Helfen Sie ihnen, Schlacken auszuscheiden. Durch Dinner-Cancelling ist das ganz einfach. Indem die Nahrungsaufnahme ab 17 Uhr wegfällt, greift Ihr Körper auf seine inneren Fett- und Eiweißdepots zurück und kann belastende Substanzen so schneller abtransportieren.

Wenn Sie es sich angewöhnen, auch nur zweimal in der Woche Dinner-Cancelling zu praktizieren, entlasten Sie alle Ihre Organe und geben Ihnen die wertvolle Chance, sich zu regenerieren. Das erhöht ihre Widerstandskraft und Langlebigkeit.

◆ **Die Leber** ist mit rund anderthalb Kilogramm das größte innere Organ. Die Leber ist das Entgiftungslabor des Körpers – über sie werden jede Menge schädlicher Stoffe ausgeschieden. In der Leber werden außerdem Vitamine, Zucker und Eisen gespeichert, alte Blutkörperchen werden abgebaut und die Galle – der Saft, der der Verdauung auf die Sprünge hilft – wird hier gebildet. Nicht zuletzt spielt die Leber auch bei der Eiweißverarbeitung und beim Fettstoffwechsel die Hauptrolle und wird durch Dinner-Cancelling in ihren Funktionen unterstützt.

◆ **Die Nieren** sind wahre Entgiftungsspezialisten. An jedem Tag filtern sie das gesamte Blut etwa 300-mal. Über den Harn werden viele Schadstoffe ausgeschieden. Doch bevor es so weit ist, sorgen die Nieren dafür, dass lebenswichtige Nährstoffe wie Aminosäuren, Vitamin C und Zucker dem Blutkreislauf zugeführt und nicht einfach über den Urin ausgeschieden werden. Eine der wichtigsten Dinner-Cancelling-Regeln lautet: Viel trinken! Wenn Sie diesen heißen Tipp befolgen, und vor allem leichte Getränke wie Wasser, Tees und Molke trinken, schützen Sie dadurch nicht zuletzt auch Ihre Nieren.

◆ **Der Darm** teilt sich in Dünn- und Dickdarm auf. Im rund 4 m langen Dünndarm wird die Nahrung vermischt. Nach Aufspaltung der Nahrungsbestandteile gelangen diese über die Schleimhäute in die Blutbahn. Im Dickdarm wird die Spreu vom Weizen getrennt: Dem Speisebrei werden Flüssigkeit, Vitamine, Mineralstoffe und Salze entzogen, alles Unbrauchbare wird in Form von Stuhl ausgeschieden. Der Dickdarm leidet besonders stark unter Fehlernährung, da die Nahrung hier viele Stunden verweilt. Nicht umsonst sagen Naturheilärzte, dass »alles Übel im Darm wohnt«. Durch die Dinner-Cancelling-Strategie – abends fasten und viel trinken – entlasten Sie Ihren Darm. Durch leichte Kost und regelmäßige Bewegungseinheiten tragen Sie noch zusätzlich dazu bei, dass Ihr Darm sich rundum wohl fühlt.

◆ **Die Haut** ist mit einer Fläche von rund zwei Quadratmetern das größte Organ. Und die Haut ist das einzige Organ, dem man die positiven Wirkungen der Dinner-Cancelling-Strategie äußerlich ansieht. Durch regelmäßiges Abendfasten strafft sie sich und bekommt einen frischen, rosafarbenen Teint. Doch die Haut ist nicht nur für unser Aussehen wichtig. Ebenso wie die inneren Verdauungsorgane hilft sie dem Körper bei der Reinigung. Über Schweiß- und Talgdrüsen werden belastende Abfallprodukte wie Harn-, Milch- und Essigsäure oder auch Kochsalz ausgeschieden, weshalb die Haut auch »dritte Niere« genannt wird. Die vitaminreiche Kost, die Teil der Dinner-Cancelling-Strategie ist, hält die Haut ebenso jung, wie der Tipp, täglich viel Wasser und Wellness-Getränke wie Lapachotee oder Molke zu trinken. Wer noch dazu sanfte Pflegemittel verwendet und sich regelmäßig Luft- und kurze Sonnenbäder gönnt, verwöhnt nicht nur seine Seele, sondern auch seine Haut.

Viele gute Gründe, jetzt sofort zu beginnen

Nachdem Sie nun die wichtigsten Wirkungen der Dinner-Cancelling-Strategie kennen gelernt haben, sind Sie möglicherweise neugierig geworden. Vielleicht möchten Sie jetzt gerne selbst ausprobieren, ob und wie Dinner-Cancelling Ihr Leben verändern kann. Sehr gut! In den nächsten Kapiteln erfahren Sie, wie leicht es ist, Dinner-Cancelling in Ihren Alltag einzubauen.

Die zahlreichen Vorteile des Dinner-Cancelling zusammen genommen, machen es zu einem unschlagbaren Ernährungskonzept!

Im Folgenden noch einmal eine kurze Zusammenfassung aller Vorteile der Dinner-Cancelling-Strategie auf einen Blick – eine Motivation für jeden, mit Dinner-Cancelling sofort zu beginnen!

Durch Dinner Cancelling
- bauen Sie Körperfett ab;
- bleiben Sie dauerhaft schlank;
- straffen Sie die Haut an Problemzonen (Bauch, Beine und Po);
- verlangsamen Sie den Alterungsprozess;
- verlängern Sie die nächtliche Entgiftungsphase;
- werden die inneren Organe entlastet;
- verbessert sich die Blutqualität;
- wird das Säure-Basen-Gleichgewicht wiederhergestellt;
- harmonisieren Sie Ihren Stoffwechsel;
- wird der Cholesterinspiegel gesenkt;
- wird die Zellerneuerung unterstützt;
- können Sie die zerstörerische Aktivität der Freien Radikale bremsen;
- schützen Sie sich vor Zivilisationskrankheiten;
- senken Sie Ihr Krebsrisiko;
- tanken Sie neue Lebensenergie;
- aktivieren Sie Ihr Immunsystem;
- wirken Sie Stimmungstiefs entgegen.

Die Dinner-Cancelling-Strategie in der Praxis

Dinner-Cancelling in die Tat umzusetzen ist sehr leicht. Dabei kommen Sie ganz ohne komplizierte Diätpläne und anstrengendes Kalorienzählen aus. Und die wichtigste Dinner-Cancelling-Regel lautet schlicht und einfach:

Nehmen Sie nach 17 Uhr nur noch Flüssiges zu sich!

Beim Dinner-Cancelling ist diese Regel das A und O. Doch andererseits ist sie nur die erste von vier wichtigen Regeln der Dinner-Cancelling-Strategie. Und nur wenn Sie alle vier Grundsätze dieser ganzheitlichen Wellness-Strategie beachten, werden Sie damit optimale Erfolge erzielen. Ganz gleich ob Sie abnehmen wollen, etwas für Ihre Gesundheit tun möchten oder mit dem Gedanken spielen, ein Anti-Aging-Programm zu starten – um Ihre Ziele schnell und effektiv zu erreichen, finden Sie im Folgenden noch einige nützliche Tipps und Informationen.

Wann und wie oft soll man Dinner-Cancelling ausführen? Was darf man trinken? Wie soll die Ernährung »rund um Dinner-Cancelling« aussehen? Die Antworten auf diese und viele andere Fragen liefern Ihnen die vier Grundregeln der Dinner-Cancelling-Strategie:

1. Regel: Verzichten Sie auf das Abendessen!

Einen Powersnack gegen 17 Uhr – das stärkt und baut Hungerattacken vor!

An bestimmten Tagen auf das Abendessen zu verzichten ist das wichtigste Prinzip der Dinner-Cancelling-Strategie. Dabei genügt es, ab 17 Uhr nichts mehr zu essen. Zwar mag es einige Dinner-Cancelling-Fans geben, die bereits um 16 Uhr oder noch früher mit dem Abendfasten beginnen, doch um in den Genuss der vielen positiven Wirkungen des Dinner-Cancelling zu kommen, ist dies nicht nötig.

Wenn Sie gegen 17 Uhr noch einen kleinen Powersnack zu sich nehmen, wird es Ihnen nicht schwer fallen, den verbleibenden Rest des Tages ohne Essen zu überstehen. Wichtig ist natürlich, dass Sie Ihren Körper tagsüber durch ein vitalstoffreiches Frühstück und Mittagessen mit allen wichtigen

Biostoffen versorgen. Übrigens: Es fällt den meisten Menschen viel leichter, gar nichts zu essen, als wenig zu essen.

Ab 17 Uhr bleibt die Küche also für Sie geschlossen. Flüssigkeit sollten Sie ab jetzt in ausreichenden Mengen zu sich nehmen. Damit beugen Sie auch Hungergefühlen vor.

Die Macht der Gewohnheit wird Ihnen beim Dinner-Cancelling schon bald zu Hilfe kommen. Erfahrungsgemäß dauert es nicht lange, bis Dinner-Cancelling einem in Fleisch und Blut übergegangen ist. Bis es so weit ist, brauchen Sie vielleicht eine kleine Portion Disziplin. Doch wenn Sie wissen, wie Sie Ihre Motivation wecken, wird auch das kein Problem für Sie darstellen (siehe unter »So motivieren Sie sich« Seite 98).

Sie werden sich schnell ans Dinner-Cancelling gewöhnen – und dann fällt es immer leichter!

> Überflüssige Pfunde purzeln lassen, den Körper entgiften und die Lebensenergie erhöhen – all das gelingt Ihnen nur, wenn Sie an Dinner-Cancelling-Tagen ab 17 Uhr konsequent auf feste Nahrung verzichten. Trinken Sie, so viel Sie wollen, aber essen Sie nichts – auch keine »Kleinigkeit«.

Wie oft, wie lange? Die 3 Dinner-Cancelling-Methoden

Es stellt sich natürlich schnell die Frage, wie oft man Dinner-Cancelling praktizieren sollte. Die Antwort richtet sich danach, was Sie mit Dinner-Cancelling erreichen wollen. Grundsätzlich haben Sie mehrere Möglichkeiten, Dinner-Cancelling in die Praxis umzusetzen:

Die Standard-Methode

> ➔ So geht's: Verzichten Sie an 2 bis 3 festen Tagen in der Woche auf das Abendessen. Führen Sie dies mehrere Monate oder nach Wunsch auch das ganze Jahr über durch.

Die Standard-Methode ist sehr beliebt. Sie wird von vielen Anti-Aging-Experten und Ernährungsberatern empfohlen. Zwei- oder auch dreimal die Woche auf das Abendessen zu verzichten – das fällt nicht schwer und wird schnell zur Gewohnheit, wenn Sie jede Woche feste Tage dafür auswählen. Wichtig dabei: Wählen Sie Abende aus, an denen Sie problemlos auf das Essen verzichten können – wenn Geschäftsessen anstehen oder Sie sich mit Freunden im Restaurant treffen wollen, macht Dinner-Cancelling natürlich keinen Sinn.

Die Standard-Methode ist am einfachsten.

> Für die Standard-Methode gilt als absolutes Minimum
> die »**3 mal 2** Formel«:
> Verzichten Sie **2** Monate lange je **2**-mal in der Woche
> auf das Abendessen und wiederholen Sie dies **2**-mal im Jahr.

Wenn Sie die Vorzüge der Dinner-Cancelling-Methode erst einmal hautnah erfahren haben, wird es Ihnen nicht schwer fallen, statt zwei- auch dreimal in der Woche auf das Abendessen zu verzichten. Sie können die Standard-Methode mehrmals im Jahr über einige Monate einsetzen. Es spricht aber auch nichts dagegen, sie als Langzeit-Strategie das ganze Jahr über zu praktizieren.

Wann die Standard-Methode vor allem Sinn macht.

Sie sollten die Standard-Methode einsetzen,

- ◆ wenn Sie den Alterungsprozess verzögern und Ihre biologische Uhr zurückdrehen möchten;
- ◆ wenn Sie Ihr Gewicht langsam aber sicher reduzieren und dauerhaft unter Kontrolle halten wollen;
- ◆ wenn Sie Ihren Körper regelmäßig von Schlacken befreien und kleine Ernährungssünden ausgleichen möchten.

Die 14-Tage-Dinner-Cancelling-Kur

> ➔ So geht's: Verzichten Sie über einen Zeitraum von zwei Wochen
> täglich auf das Abendessen. Gehen Sie anschließend für ein
> bis zwei Monate zur Standard-Methode (siehe oben) über.

Die 14-Tage-Dinner-Cancelling-Kur hilft, schnell und konsequent abzunehmen.

Die 14-Tage-Kur ist eine wichtige Dinner-Cancelling-Variante. Sie führen dabei konsequent eine milde Form des Fastens durch, bei der Sie jedoch tagsüber jede Menge lebenswichtige Nährstoffe aufnehmen. Durch diese Methode können Sie in 14 Tagen etwa fünf bis sechs Kilo abnehmen. (Wer starkes Übergewicht hat, wird sogar noch mehr abnehmen.)

Die zweiwöchige Dinner-Cancelling-Kur ermöglicht es Ihnen, sich von alten, schädlichen Essgewohnheiten zu befreien. Damit Sie anschließend jedoch nicht wieder in alte Ernährungsmuster zurückfallen, sollten Sie nach den 14 Tagen zur Standard-Methode übergehen. Dabei verzichten Sie zwei- bis dreimal in der Woche auf das Abendessen. Bleiben Sie am besten mindestens noch ein bis 2 Monate bei dieser Strategie. Auf diese

Weise kommt es zu einer sanften, aber gründlichen Entgiftung, die sich positiv auf Körper und Seele auswirkt.

Sie sollten die 14-Tage-Dinner-Cancelling-Kur durchführen,

- wenn Sie deutlich zu viel wiegen und sich schnell von Übergewicht befreien wollen;
- wenn Sie Ihren Körper gründlich von Schlacken und Giftstoffen reinigen wollen;
- wenn Sie unter chronischen Erkrankungen leiden und Ihre Selbstheilungskräfte anregen möchten;
- wenn negative Ernährungsgewohnheiten Ihnen das Leben schwer machen und Sie alte Muster effektiv durchbrechen wollen.

Dinner-Cancelling forever

→ So geht's: Gewöhnen Sie es sich ganz ab, zu Abend zu essen. Wenn Sie die Abendmahlzeiten aus Ihrem Ernährungsprogramm streichen, sollten Sie sich jedoch ab und zu Ausnahmen gönnen.

Es gibt einige Menschen, die abends prinzipiell nichts essen. Dazu gehören »kleine Esser«, die zu vorgerückter Stunde keine Nahrung mehr brauchen oder sie schlecht vertragen. Dazu gehören aber auch Dinner-Cancelling-Begeisterte, die die Erfahrung gemacht haben, dass sie sich körperlich, seelisch und geistig wohler fühlen, wenn sie nicht zu Abend essen.

Prinzipiell ist Dinner-Cancelling eine Methode, die Sie Ihr Leben lang mehrmals wöchentlich durchführen können – und wenn Sie wollen sogar täglich. Solange Sie sich an die restlichen Regeln der Dinner-Cancelling-Strategie halten – viel trinken und tagsüber jede Menge Powerstoffe zu sich nehmen –, spricht nichts dagegen. Ganz im Gegenteil: Die gesundheitlichen Wirkungen sind enorm. In vielen buddhistischen Klöstern gibt es niemals Abendessen – und die Nonnen und Mönche erfreuen sich bester Gesundheit.

Dennoch: Gehen Sie nicht zu streng mit sich um. Wenn Sie Dinner-Cancelling als lebenslange Wellness-Methode einsetzen wollen, werden Sie die positiven Auswirkungen umso gründlicher spüren, doch gönnen Sie sich dabei auch einmal eine Ausnahme: bei Familienfesten, an Geburtstagen, auf Reisen oder auch einfach, wenn Sie Lust auf ein geselliges Abendessen haben.

Grundsätzlich eignet sich die Dinner-Cancelling-Methode auch für jeden Tag. Doch auch hier gilt: Erstarren Sie nicht in festen Regeln, gönnen Sie sich Ausnahmen und behalten Sie den Spaß an der Sache.

»Dinner-Cancelling forever« – das ist sicher nicht jedermanns Sache, hat aber viele Vorteile:

◆ Sie werden nie mehr Gewichtsprobleme bekommen;
◆ das Abendfasten wird schnell zur neuen Gewohnheit und kommt Ihnen bald ganz selbstverständlich vor;
◆ Sie fühlen sich körperlich und geistig leicht und unbeschwert;
◆ Sie stärken Ihr Immunsystem dauerhaft;
◆ Sie haben immer genug Energie, um all die Dinge zu tun, die Ihnen am Herzen liegen;
◆ Sie sparen viel Zeit (in der Küche) und Geld (im Supermarkt), denn immerhin essen Sie täglich eine Mahlzeit weniger und das macht sich durchaus bemerkbar.

2. Regel: Trinken Sie ausreichend!

An Dinner-Cancelling-Tagen sollten Sie mindestens drei Liter Flüssigkeit zu sich nehmen.

Mit Dinner-Cancelling erzielen Sie nur dann gute Erfolge, wenn Sie dabei viel trinken. Vor allem nach 17 Uhr, aber auch schon während des ganzen Tages sollten Sie genügend Flüssigkeit zu sich nehmen. An Dinner-Cancelling-Tagen dürfen das ruhig rund 3 Liter sein. Und falls Sie Sport treiben und viel schwitzen, sollte die Menge noch etwas höher liegen.

Übrigens: Je älter Sie sind, desto wichtiger ist es, darauf zu achten, dass Sie genug trinken. Mit zunehmendem Alter trocknet der Körper nämlich schneller aus als in jungen Jahren.

Wenn Sie viel trinken, spülen Sie Ihren ganzen Körper gründlich durch und helfen Ihren Organen, schädliche Schlacken auszuschwemmen. Fastenärzte betonen, dass bei Fastenkuren prinzipiell viel Flüssigkeit aufgenommen werden sollte, denn sonst kann es leicht zu Kopfschmerzen, Abgeschlagenheit und Stimmungstiefs kommen. Und da auch Dinner-Cancelling eine Form des Fastens ist, gilt: Trinken Sie lieber zu viel als zu wenig.

> Trinken regt die Entgiftung über Darm, Nieren und Haut an.
> Doch darüber hinaus ist es auch ein guter Trick, um Hungergefühle zu vermeiden. Es genügt schon, ein großes Glas Wasser zu trinken:
> Durch die Dehnung des Magens wird das Gehirn getäuscht und sendet deutlich weniger Hungerimpulse aus.

- Trinken Sie nicht zu große Mengen auf einmal, sondern verteilen Sie die Flüssigkeitsaufnahme möglichst gleichmäßig über den Tag. Trinken Sie nicht erst nach 17 Uhr, sondern schon ab morgens – am besten alle zwei bis drei Stunden je ein großes Glas Wasser oder Tee.

Trinken Sie über den Tag verteilt – und achten Sie dabei auf Ihre Getränkeauswahl!

- Meiden Sie sehr kalte oder heiße Getränke und trinken Sie langsam und in kleinen Schlucken.
- Besonders wichtig ist es natürlich, darauf zu achten, *was* Sie trinken. Alkohol sollte es auf keinen Fall sein – der enthält viele leere Kalorien und ebenso wie Kaffee entzieht er dem Körper Flüssigkeit. Wenn Sie Kaffee oder Wein trinken, sollten Sie daher immer ein Glas Wasser dazu trinken. Neben Kaffee und Alkohol sollten auch Erfrischungsgetränke gemieden werden. Limonaden und Cola-artige Getränke enthalten überdurchschnittlich viel Zucker. Ein Liter davon hat über 400 Kalorien. Die zugesetzten chemischen Farb- und Geschmacksstoffe sind außerdem kontraproduktiv, wenn es darum geht, dem Organismus beim Entschlacken zu helfen.

Welche Getränke sind beim Dinner-Cancelling empfehlenswert?

Kaffee, Alkohol und koffeinhaltige Limonaden oder »Energydrinks« regen die Nierentätigkeit an und trocknen den Körper selbst dann aus, wenn Sie große Mengen davon trinken. Die meisten Getränke aus dem Supermarkt enthalten entweder viel Koffein oder viel Zucker, also Substanzen, die Ihren Körper eher be- als entlasten. Wie aber lautet die Alternative? Ganz einfach: *Wasser!*

Wasser ist für uns so alltäglich, dass wir uns über seinen Wert für unseren Körper und unsere Gesundheit oft nicht mehr bewusst sind. Und doch:

So einfach wie wirksam: Trinken Sie vor allem Wasser!

> Wasser ist das beste Getränk, wenn es darum geht, die Entgiftung zu unterstützen und das Bindegewebe fit zu halten. Wasser sollte daher an Dinner-Cancelling-Tagen immer greifbar sein.

Ein schönes Glas, das Sie gerne in die Hand nehmen, erhöht die Trinkmotivation. Füllen Sie es mit klarem, frischem Wasser und achten Sie darauf, dass es immer in Ihrer Nähe steht. Mit der Zeit werden Sie so ganz von selbst genug Flüssigkeit zu sich nehmen.

Neben Wasser gibt es noch zwei weitere wichtige Wellness-Drinks, die die Dinner-Cancelling-Wirkungen wunderbar unterstützen: *Molke* und

Früchte- und Kräuter-tees sind eine gute Alternative. Frucht-säfte sollten Sie abends keine und wenn nur in Maßen konsumieren und am besten mit Wasser mischen!

Lapachotee. Beide Getränke enthalten viele Vitamine und Mineralstoffe und kaum bzw. gar keine Kalorien. Sowohl Molke als auch Lapachotee sind so empfehlenswert, weil sie den Fettabbau unterstützen, wertvolle Biostoffe liefern und ein bewährtes Mittel gegen Hungergefühle sind.
Abgesehen von diesen sehr empfehlenswerten Getränken können Sie nach Belieben auch Früchte- oder Kräutertees trinken. Säfte hingegen sind mit Vorsicht zu genießen: Ein Liter Orangen- oder Apfelsaft enthält bis zu 500 Kalorien. Darüber hinaus werden Säfte von vielen Menschen nicht gut vertragen, da sie die Magenschleimhaut angreifen. Falls Sie ein ausgesprochener Saft-Fan sind, sollten Sie die Säfte zumindest mit Mineralwasser mischen. Zum Abnehmen und Entschlacken eignen sich Saftschorlen umso besser, je mehr Wasser und je weniger Saft im Glas ist.

Wasser – der große Reinemacher

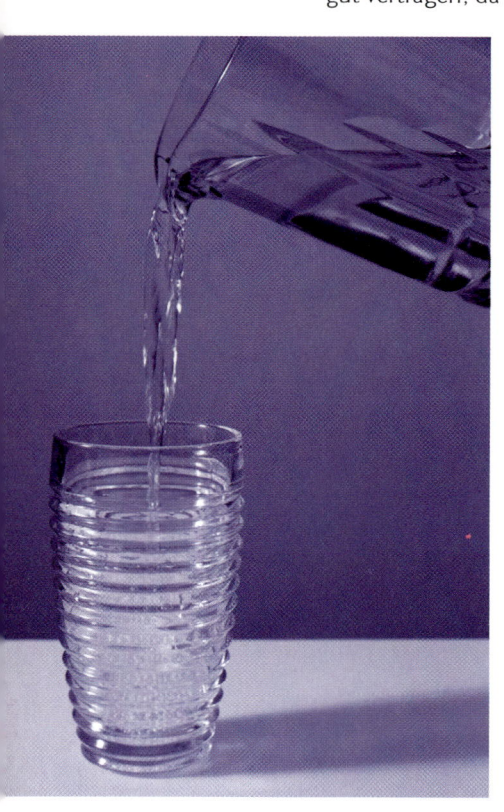

Da unser Körper zu rund 60 Prozent aus Wasser besteht, ist es kein Wunder, dass wir nur wenige Tage ohne Wasser überleben können. Wassertrinken unterstützt jede Diät optimal. Wasserkuren waren schon bei den Ärzten der Antike beliebt. Und nicht umsonst wird klassisches Fasten heute immer noch als »Wasserfasten« bezeichnet.
Wer viel Wasser trinkt, trägt dazu bei, dass die Nieren gut durchgespült und wichtige Nährstoffe aus der Nahrung gelöst werden und über das Blut zu den Körperzellen gelangen. Einige Gläser Wasser am Tag zu trinken – das hat sich auch bewährt, um das Darmkrebsrisiko deutlich zu senken und seinen Körper gründlich zu entschlacken. Aber Wasser hat noch einen weiteren wichtigen Vorteil – es enthält nicht eine einzige Kalorie!

Wasser – Grundstoff unseres Körpers und Lebenselixier.

Ob Sie lieber Mineral-, Quell- oder Leitungswasser trinken, spielt beim Dinner-Cancelling keine Rolle. Die Qualität des Leitungswassers ist bei uns im Allgemeinen immer noch sehr gut. Doch auch Mineralwasser ist wertvoll, da es viele wichtige Mineralien enthält. Bei der Auswahl gilt vor allem: Es sollte schmecken.

Jedes im Handel angebotene Wasser setzt sich etwas anders zusammen – Abwechslung bewahrt Sie davor, allzu einseitig zu werden. Ob Sie Kohlensäure mögen oder nicht, ist eher Geschmackssache. Grundsätzlich sind Mineralwassersorten umso bekömmlicher, je weniger Kohlensäure sie enthalten. Aber wenn Sie nicht empfindlich sind, darf es ruhig auch kräftig sprudeln.

Wichtiger ist, darauf zu achten, dass die Temperatur stimmt. Eisgekühlte Getränke reizen die Schleimhäute – am besten trinken Sie Wasser daher bei Zimmertemperatur oder nur leicht gekühlt.

Molke – das klassische Entschlackungsgetränk

Ebenso wie Wasser gehört auch Molke zu den traditionellen Diät- und Kurgetränken. Molke-Trinkkuren wurden im antiken Griechenland schon von Hippokrates und später auch von Ärzten im Mittelalter empfohlen, um den Körper zu entgiften. Und nicht umsonst ist Molke auch heute noch absolut im Trend.

Molke entsteht als »Abfallprodukt« bei der Quarkherstellung. Doch als Abfall kann man die wertvolle Molke ganz und gar nicht bezeichnen – eigentlich ist sie das Serum der Milch und ebenso wie diese enthält sie viele wichtige Nährstoffe, dafür aber kaum Fett.

Molke fördert die Entschlackung und lässt Fettpölsterchen schnell verschwinden. Darüber hinaus stillt Molke den Hunger und spendet viel Energie, da sie den Körper mit wichtigen Biostoffen versorgt:

Molke besteht zu 94 Prozent aus Wasser. Im Gegensatz zu Milch enthält sie kaum Fett (1 Liter Milch enthält 35 Gramm, 1 Liter Molke nur 4 Gramm Fett) und liefert kein Cholesterin. 1 Liter Molke hat gerade mal 200 Kalorien. Sie können daher jede Menge davon trinken, ohne zuzunehmen.

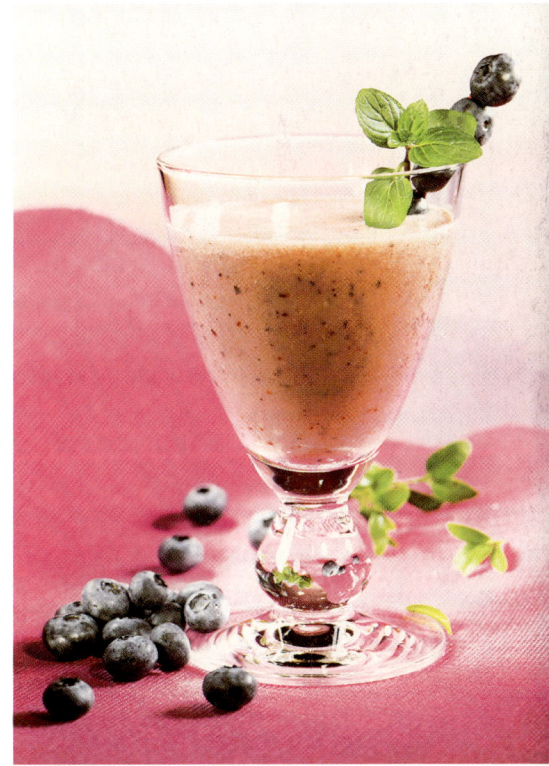

Molke enthält viele wertvolle Nährstoffe und ist kalorienarm – eine gesunde und wirksame Alternative, die Abwechslung schafft; Beispiel: Blaubeer-Molke-Shake (Rezept auf Seite 80).

Molke unterstützt den Entschlackungs- prozess und den Fettabbau im Körper.

- Molke enthält vor allem die rechtsdrehende Milchsäure L(+), die vom Körper besonders gut verarbeitet werden kann und Ihre Darmflora schützt.
- Molke versorgt Sie mit vielen wertvollen Mineralstoffen. Sie enthält besonders viel Kalium, Phosphor und Kalzium. Auch an Vitaminen mangelt es nicht: Molke ist ein guter Vitamin B_1- und B_2-Lieferant. Zudem enthält Molke die wertvolle Orotsäure – eine Substanz, die Herz, Leber und Darm schützt.
- Nicht zuletzt weist Molke zwei lebenswichtige Eiweißbausteine auf: Albumin und Globulin. Diese Proteine – aus denen das Blutplasma zum großen Teil besteht – schützen die Zellen, indem sie Freie Radikale abfangen. Aus diesem Grund ist Molke auch ein wirkungsvoller Anti-Aging-Drink.

Unverarbeitet schmeckt Molke ähnlich wie Buttermilch recht säuerlich. Wer den Geschmack verfeinern möchte, kann in Apotheken, Drogerien und Reformhäusern nach Fruchtmolke fragen, die etwas süßer schmeckt. Auch können Sie reine, frische Molke mit einem Schuss Ahornsirup süßen. Eine weitere Alternative: Instant-Molke. Dieses Molke-Pulver wird mit kaltem Wasser vermischt und ist lange haltbar. Wenn Sie Molke zum Abspecken einsetzen wollen, sollten Sie nach »Diät-Molke« fragen und sich erkundigen, wie viel Kalorien die Produkte enthalten. Pro Liter sollten es nicht viel mehr als 250 Kalorien sein.

Lapachotee – der Powerdrink aus dem Regenwald

Lapachotee hat sich als Heilmittel gegen vielerlei Krankheiten bewährt.

Die südamerikanische Lapachorinde wurde schon von den Inkas als Heilmittel gegen viele Krankheiten verwendet. Auch heute gilt Lapachotee im Regenwald noch als Allheilmittel – und aktuelle wissenschaftliche Untersuchungen belegen, dass Lapacho das Immunsystem stärkt, rheumatische Beschwerden lindert und gegen Allergien und Hauterkrankungen eingesetzt werden kann.

Lapachotee wird aus der Rinde eines tropischen Baumes (Tabebuia avellanedae) gewonnen. Inzwischen ist der Tee bei uns in allen Teegeschäften, in Reformhäusern, Bioläden und teilweise auch in Drogerien erhältlich.

Lapachotee: ein natürlicher Mineral- drink und Fatburner

Lapachotee unterstützt die entgiftenden Wirkungen des Dinner-Cancelling auf hervorragende Weise. US-amerikanische Forscher haben festgestellt, dass Lapacho die Darmreinigung sanft aktiviert und die Blutqualität verbessert. Neben dem Inhaltstoff »Lapachol«, der für viele Heilwirkungen verantwortlich gemacht wird, enthält Lapachotee eine beeindruckend bunte Mischung an verschiedensten Mineralstoffen und Spurenelementen. Lapachotee wird seinem Ruf als »natürlicher Mineraldrink« durchaus gerecht. Unter anderem enthält die Lapachorinde

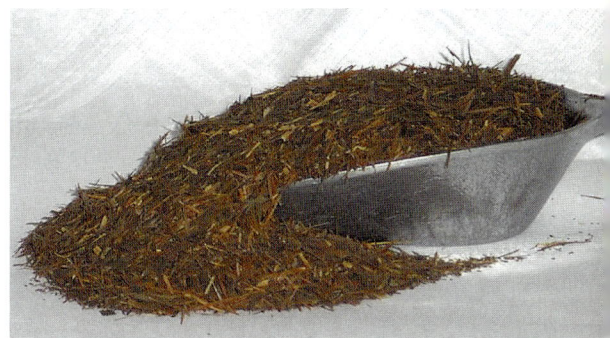

- Magnesium
- Eisen
- Jod

- Zink
- Silizium
- Mangan

- Kalzium
- Kalium
- Selen

Die Zubereitung: Auf den richtigen Kniff kommt es an

Die einfachste Art, zu einer Tasse Lapachotee zu kommen, besteht darin, einen Teebeutel zu benutzen. Der rotbraune Tee aus dem Regenwald wird immer häufiger in Teebeutel-Form angeboten – und für zwischendurch ist nichts dagegen einzuwenden.

Damit sich die bioaktiven Substanzen des Lapachotees optimal entfalten können, ist die klassische südamerikanische Weise, ihn zuzubereiten, allerdings die beste. Da Lapacho relativ lange kochen muss, lohnt es sich, gleich etwas mehr zuzubereiten und den Tee dann in einer Thermoskanne aufzubewahren.

Für ½ Liter Tee benötigen Sie 1 gestrichenen EL getrocknete Lapachorinde. Kochen Sie das Wasser in einem Topf auf und fügen Sie erst dann die Lapachorinde hinzu. Lassen Sie alles noch einmal kurz aufkochen, reduzieren Sie die Hitze und lassen Sie den Tee mit geschlossenem Deckel ca. 5 Minuten leicht köcheln.

Nehmen Sie den Topf dann von der Platte und lassen Sie den Tee zugedeckt noch etwa 15 Minuten ziehen, bevor Sie ihn absehen und in die Thermoskanne füllen.

Der leicht vanilleartige und etwas erdige Geschmack macht Lapachotee zu einem wohlschmeckenden Getränk. Da Lapacho weder Kalorien noch Koffein enthält, ist er der Gesundheit besonders zuträglich. Und wenn Sie es gerne etwas süßer mögen, ist das kein Problem, denn mit einem TL Honig pro Tasse schmeckt Lapachotee besonders gut. Dabei passt Honig nicht nur geschmacklich sehr gut zum würzigen Lapachoaroma, sondern enthält viele wichtige Vitamine, Mineralstoffe, Enzyme und Aminosäuren. Allerdings gilt das nur für naturbelassenen, kalt geschleuderten Honig, weshalb Sie beim Einkauf auf Qualität achten sollten.

Die klassische südamerikanische Zubereitung von Lapachotee macht ihn besonders wirkungsvoll.

Lapacho-Trinkkuren werden in Amerika immer beliebter, denn es hat sich gezeigt, dass der Rindentee den Stoffwechsel aktiviert und als Fatburner beim Abspecken hilft. Diese Effekte unterstützen den Wirkmechanismus des Dinner-Cancelling entscheidend und tragen mit dazu bei, dass Sie Ihre Ziele erreichen.

WICHTIG

Auch beim Lapachotee gilt: Auf die richtige Menge kommt es an. Zwar sollten Sie an Dinner-Cancelling-Tagen viel trinken, doch zum größten Teil sollten Sie dazu auf Wasser zurückgreifen. Da Lapachotee nicht zuletzt auch ein Heiltee ist, ist es wichtig, auf die richtige Dosis zu achten – und die liegt bei 0,5 bis 1 Liter Lapachotee pro Tag. Zusammen mit Wasser und Molke kommen Sie dann ganz leicht auf die benötigten 3 Liter Flüssigkeit.

3. Regel: Folgen Sie dem Low-Fat-Prinzip!

Wenn Sie Dinner-Cancelling vor allem einsetzen möchten, um störende Pfunde loszuwerden, gratuliere ich Ihnen: Sie haben eine effektive und sanfte Diätform gefunden – die Erfolge werden sich ganz von selbst einstellen, wenn Sie Ihr Abendessen mehrmals in der Woche ausfallen lassen.

Für schnelle Erfolge beim Abnehmen: Ernähren Sie sich möglichst fettarm!

Für alle, die es mit dem Abnehmen besonders eilig haben, ist es wichtig, Abkürzungsmöglichkeiten auf dem Weg zum Ziel zu kennen. Um möglichst schnelle Erfolge zu erzielen, sollten Sie Dinner-Cancelling mit dem Low-Fat-Prinzip kombinieren. Die Grundsätze des Low-Fat-Prinzips waren noch nie so wichtig wie heute, wo wir im Gegensatz zu früheren Generationen im Allgemeinen sehr viel mehr Fett essen und die Folgen davon direkt auf der Waage sehen.

Wenn Sie die Leichtigkeit des Seins am eigenen Körper erleben wollen, müssen Sie leichte Kost zu sich nehmen – und das heißt vor allem: Verzichten Sie so oft wie möglich auf fetthaltige Speisen!

Ein Gramm Fett liefert doppelt so viele Kalorien wie die gleiche Menge Kohlenhydrate oder Eiweiß. Ernährungswissenschaftler sind sich einig: Fett ist der Dickmacher Nummer eins, denn kein anderer Nährstoff führt so schnell zu Übergewicht.

Eine einzige fettreiche Mahlzeit mit Pommes frites, Schweinefleisch, Mayonnaise und einem Dessert liefert oft schon mehr Kalorien, als wir den ganzen Tag über zu uns nehmen sollten. Die bewusste Reduzierung der täglichen »Fettration« ist einer der schnellsten und effektivsten Wege, sein Wunschgewicht zu erreichen.

> Mit der Kombination von Dinner-Cancelling und Low-Fat-Prinzip erzielen Sie schnelle Resultate – diese beiden Methoden bilden ein starkes Team, wenn es darum geht, effektiv und dauerhaft abzunehmen.

So kriegen Sie Ihr Fett weg

Es ist ganz leicht, die Low-Fat-Strategie in die Praxis umzusetzen. Wenn Sie einige Tipps befolgen und einige kleine Geheimnisse kennen, können Sie Ihren Fettkonsum spielend einschränken:

1. Stellen Sie Ihre Nahrung richtig zusammen. Ernährungsexperten empfehlen einen Anteil von 65% Kohlenhydrate, 25% Protein (Eiweiß) und nur 10% Fett. Die durchschnittliche Ernährung der US-Bürger enthält rund 50% Fett, und bei uns sieht es leider nicht sehr viel besser aus. *Die richtige Zusammensetzung*

2. Essen Sie möglichst oft Kohlenhydrate in Form von Obst, Gemüse, Reis, Nudeln, Vollkornprodukten, Kartoffeln und Hülsenfrüchten. Auf diese Weise führen Sie Ihrem Körper schnell Energie zu und Sie vermeiden unnötige Fettportionen. *Ausreichend Kohlenhydrate*

3. Wählen Sie leichte Nahrungsmittel – gerade bei Fleisch und Fleischprodukten gibt es große Unterschiede. Mageres Fleisch wie Pute enthält wesentlich weniger Fett als Schweinefleisch. Und eine fettreiche Leberwurst kann schnell doppelt so viel Kalorien enthalten wie eine fettarme Geflügelwurst. *Magere Fleischsorten*

4. Fett ist nicht gleich Fett. Seien Sie vor allem bei tierischen Fetten vorsichtig. Pflanzenöle wie Oliven-, Traubenkern-, Sonnenblumen- oder Distelöl sind sehr wertvolle Nahrungsmittel. Vor allem kalt gepresste Öle enthalten jede Menge Powerstoffe, wie z.B. Vitamin E, das vor Freien Radikalen schützt. Dennoch – auch pflanzliche Öle sollten wohl dosiert sein. *Wenig tierische Fette*

5. Achten Sie schon beim Kochen auf eine fettarme Zubereitung: Garen Sie Ihre Speisen mit wenig Fett – beim Dämpfen können Sie sogar ganz auf Fette verzichten. Frittieren und panieren Sie so selten wie *Fettarme Zubereitung*

möglich. Selbst harmloses Gemüse kann durch die falsche Zubereitungsart schnell zum Dickmacher werden.

Verzichten Sie so oft wie möglich auf Fertigprodukte und -soßen!

6. Die meisten Soßen haben es in sich. Nicht nur die gute alte Mayonnaise, auch die meisten Dressings, die nicht ausdrücklich für Diätzwecke hergestellt wurden, enthalten schlichtweg zu viel Fett. Achten Sie beim Einkauf immer auf das Etikett.

Greifen Sie zu ausgewiesen fettarmen Produkten!

7. Bei Joghurt, Quark, Käse, Milch & Co gilt: Entscheiden Sie sich immer für die leichtere Variante. In jedem Supermarkt gibt es auch für figurbewusste Kunden eine große Palette an entsprechenden Produkten.

8. Dass Süßigkeiten dick machen, weiß jeder. Gerade Torten, Pudding, Schokolade, Tiramisu und ähnliche Leckereien sind leider absolute Schlankheitskiller. Da Sie durch Dinner-Cancelling viel Kalorien einsparen, können Sie sich ruhig einmal kleine Sünden gönnen – doch die Tafel Schokolade sollte dabei nie die Kontrolle über Sie haben, sondern umgekehrt.

Vermeiden Sie unbewusstes Essen!

9. Auch salzige Knabbereien wie Chips, Erdnussflocken oder Erdnüsse lassen Sie schnell in die Breite gehen. Besonders gefährlich ist es, beim abendlichen Fernsehen in die Chipstüte zu greifen. Dabei merken Sie nämlich nicht einmal, wie viel Sie essen. Doch glücklicherweise sind derlei Abendsünden bei Dinner-Cancelling ohnehin kein Thema.

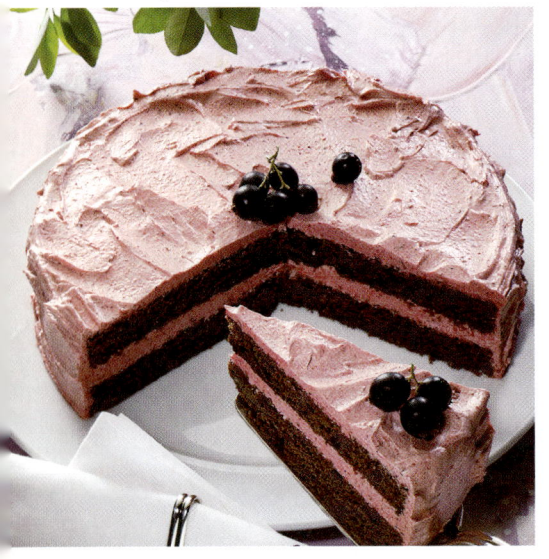

Süßigkeiten sollten die Ausnahme bilden.

Je besser Sie darüber informiert sind, was Sie eigentlich essen, desto leichter fällt es Ihnen, bei Ihrer Ernährung die Regie zu übernehmen. Es ist sehr interessant, beim Einkaufen immer wieder einmal einen Blick auf die Nährstoffangaben verschiedenster Nahrungsmittel zu werfen. Sicher werden Sie dabei manches Mal ins Staunen kommen. Mit der Zeit bekommen Sie aber ein gutes Gespür dafür, wo Fette lauern. Einen schnellen Überblick können Sie sich anhand der folgenden Tabellen verschaffen.

Tabelle 1: Vorsicht Dickmacher!

Die folgenden Nahrungsmittel (von A bis Z) enthalten viel Fett. Meiden Sie sie ganz oder dosieren Sie sehr sparsam:

Nahrungs-mittel	Fettgehalt pro 100 Gramm	Nahrungs-mittel	Fettgehalt pro 100 Gramm	Nahrungs-mittel	Fettgehalt pro 100 Gramm
Aal, geräuchert	29 g	Hering	18 g	Parmesan	26 g
Avocado	24 g	Heringsfilet in Tomatensauce	15 g	Pistazien, geröstet und gesalzen	50 g
Bierschinken	38,5 g	Heringsstipp	27 g	Plockwurst	45 g
Blätterteiggebäck	26 g	Jagdwurst	16 g	Pommes frites (aus der Friteuse)	13 g
Blauschimmelkäse, 50%	30 g	Kalbsbratwurst	25 g	Quarkkuchen, Ölteig	17 g
Blutwurst	25 g	Kalbskäse	30 g	Raclettekäse, 48% Fett i.Tr.	28 g
Brathähnchen	29 g	Kartoffelchips	40 g	Regensburger	21 g
Brie, 45% Fett i.Tr.	22 g	Kartoffelkroketten (Tiefkühlware)	18 g	Rindersteak mit Kräuterbutter	27 g
Brie, 50% Fett i.Tr.	28 g	Kartoffelpuffer (Tiefkühlware)	19 g	Romadur, 30% Fett i.Tr.	14 g
Brühwürstchen	19 g	Kartoffelsalat mit Mayonnaise	24 g	Roquefort, 52% Fett i.Tr.	31 g
Bündner Fleisch	43 g	Käsegebäck	32 g	Rührei	14 g
Butter	83 g	Käsekuchen	16 g	Sahne, Schlags. mind. 30% F.i.Tr.	32 g
Butterkäse, 30% Fett i.Tr.	15 g	Kasseler Aufschnitt	18 g	Sahneeis	27 g
Butterkäse, 50% Fett i.Tr.	29 g	Kasseler, Schweinefleisch	17 g	Sahnetorte	21 g
Camembert, 30% Fett i.Tr.	14 g	Kekse, gemischt	16 g	Salami, deutsche	33 g
Camembert, 45% Fett i.Tr.	22 g	Knackwurst	34 g	Salami, italienische	36 g
Camembert, 60% Fett i.Tr.	34 g	Kokosfett	99 g	Salatmayonnaise	51 g
Cashewkerne	42 g	Kokosnuss	37 g	Sauce bearnaise	42 g
Cervelatwurst	43 g	Kräcker	14 g	Sauerrahm (Schmand)	24 g
Chester, 50% Fett i.Tr.	32 g	Lachs	14 g	Schafskäse, 40% Fett i.Tr.	16 g
Chips	32 g	Lachsschinken	20 g	Schinken, geräuchert	16 g
Crème fraîche	30 g	Lammkeule	19 g	Schlagsahne, 30%	32 g
Doppelkeks schokogefüllt	15 g	Leberkäse	30 g	Schmelzkäse, 30% Fett i.Tr.	14 g
Doppelrahmfrischkäse, 60% F.i.Tr.	32 g	Leberpastete, Brühwurstart	29 g	Schmelzkäse, 45% Fett i.Tr.	24 g
Dosenwürstchen, Brühwürste	20 g	Leberwurst, fein	34 g	Schokolade, Milchschokolade	32 g
Edamer, 40% Fett i.Tr.	23 g	Leberwurst, grob	29 g	Scholle, paniert	20 g
Edelpilzkäse, 50% Fett i.Tr.	30 g	Limburger, 40% Fett i.Tr.	20 g	Schweinekotelett, paniert	14 g
Emmentaler, 45% Fett i.Tr.	30 g	Lyoner	29 g	Schweineschinken, gesalz., geräuch.	33 g
Ente, mit Haut	43 g	Macadamianüsse	78 g	Schweineschmalz	100 g
Erdnussbutter	54 g	Makrele, geräuchert	16 g	Schweinsbratwurst	32 g
Erdnüsse, geröstet und gesalzen	53 g	Mandelgebäck	28 g	Schweizer Wurstsalat	26 g
Erdnussflips	35 g	Mandeln	20 g	Sesamsamen	58 g
Fleischkäse, gebraten	40 g	Margarine	80 g	Sonnenblumenkerne	49 g
Fleischkäse, Stuttgarter Art	22 g	Marzipan	25 g	Speck, durchwachsen, Wammerl	65 g
Fleischwurst	27 g	Mayonnaise	55 g	Spiegelei	18 g
Frankfurter Würstchen	24 g	Mettwurst, Braunschweiger Mettw.	45 g	Sülze	17 g
Frischkäse, 50% Fett i.Tr.	24 g	Mettwurst, streichfähig	37 g	Teewurst	33 g
Frischkäse, 60–85% Fett i.Tr.	32 g	Milchschokolade	32 g	Thousand-Islands-Sauce	26 g
Frühstücksfleisch	14 g	Milchschokolade mit Nuss	36 g	Thunfisch	16 g
Gans, mit Haut	34 g	Mohnkuchen	18 g	Tilsiter, 45% Fett i.Tr.	28 g
Gänseschmalz	100 g	Mortadella	33 g	Tintenfisch, paniert	26 g
Geflügelwurst	18 g	Mozzarella	20 g	Waffelmischung	29 g
Gelbwurst	33 g	Münsterkäse, 45% Fett i.Tr.	23 g	Walnusskerne	63 g
Gorgonzola	32 g	Mürbeteiggebäck	25 g	Weihnachtsstollen	20 g
Göttinger, Blasenwurst	35 g	Müsliriegel	19 g	Weiße Schokolade	31 g
Gouda, 45% Fett i.Tr.	26 g	Nougat	21 g	Weißwurst, Münchner Weißwurst	27 g
Gruyére	32 g	Nürnberger Würstchen	23 g	Wiener Würstchen	24 g
Halbfettmargarine	40 g	Nussgebäck	28 g	Zartbitterschokolade	34 g
Hammelfleisch	25 g	Nuss-Nougat-Creme	31 g	Ziegenkäse	22 g
Haselnüsse	62 g	Omelett	16 g		

Tabelle 2: Grünes Licht für Schlankmacher

Die folgenden Nahrungsmittel (von A bis Z) enthalten kaum Fett – hier können Sie bedenkenlos zugreifen:

Nahrungsmittel	Fettgehalt pro 100 Gramm	Nahrungsmittel	Fettgehalt pro 100 Gramm	Nahrungsmittel	Fettgehalt pro 100 Gramm
Ananas	0,2 g	Joghurt, mager	0,1 g	Rindergulasch mit Sauce	5 g
Apfel	0,4 g	Joghurteis	3 g	Rinderhack	9 g
Apfelsaftschorle	0,0 g	Kabeljau	0,4 g	Roggenvollkornbrot	1 g
Aprikose	0,1 g	Kalbfleisch, mager	0,8 g	Rosenkohl	0,3 g
Aprikose, getrocknet	0,5 g	Kartoffelklöße	1 g	Rotbarsch	4 g
Aubergine	0,2 g	Kartoffelsalat	5 g	Rotkohl	0,2 g
Austernpilze	0,4 g	Kirsche, sauer	0,5 g	Salzkartoffeln	0,3 g
Banane	0,2 g	Kirsche, süß	0,3 g	Salzstangen	0,5 g
Bierschinken	12 g	Kiwi	0,6 g	Sauerkraut	0,2 g
Blumenkohl	0,3 g	Kochkäse, 20%	6 g	Saure Sahne	10 g
Bohnen, grün	0,2 g	Kohlrabi	0,1 g	Schellfisch	0,1 g
Buttermilch	0,5 g	Krabben	2 g	Schichtkäse, 10%	2 g
Cappuccino	0,4 g	Kürbis	0,1 g	Scholle	0,8 g
Champignons	0,3 g	Languste	1 g	Schweinefilet	2 g
Cornflakes	0,6 g	Magerquark	0,2 g	Seelachs	0,8 g
Datteln, getrocknet	0,5 g	Mandarine	0,3 g	Seezunge	1 g
Dickmilch	3 g	Mango	0,5 g	Sesambrötchen	3 g
Eiernudeln, gekocht	1 g	Miesmuscheln	1 g	Sojasauce	0,6 g
Endiviensalat	0,2 g	Milch, 1,5%	1,5 g	Sojasprossen	1 g
Erbsen, grün	0,5 g	Milch, 3,5%	4 g	Spargel	0,4 g
Erdbeere	0,4 g	Milchspeiseeis	4 g	Spinat	0,3 g
Feigen, getrocknet	1 g	Möhren	0,5 g	Steinbeißer	3 g
Feldsalat	0,4 g	Multivitaminnektar	0,1 g	Steinbutt	2 g
Forelle	3 g	Müslikekse	5 g	Tatar	3 g
Früchtequark, mager	0,2 g	Müslimischung	9 g	Tintenfisch	9 g
Fruchtjoghurt	3 g	Naturreis, gekocht	0,8 g	Toastbrot	4 g
Fruchtjoghurt, mager	0,1 g	Nudelsalat (ohne Mayonnaise!)	4 g	Tofu	4 g
Gemüsesaft	0,1 g	Ofenkartoffel mit Butter	8 g	Tomaten	0,2 g
Grapefruit	0,1 g	Orangensaft	0,2 g	Tomatensaft	0,1 g
Grünkohl	0,9 g	Paprika, rot	0,4 g	Vollkornbrötchen	2 g
Gurke	0,1 g	Pfifferlinge	0,5 g	Vollkornnudeln, gekocht	2 g
Haferflocken	7 g	Pfirsich	0,1 g	Vollkorntoast	3 g
Hähnchenbrust	1 g	Pflaume	0,2 g	Weintrauben, weiß	0,3 g
Harzer Käse, 10%	0,7 g	Putenbrust	1 g	Weißkohl	0,2 g
Heringsfilet in saurer Sahne	5 g	Radicchio	0,2 g	Weizenkleie	5 g
Honig	0,0 g	Radieschen	0,1 g	Weizenmischbrot	1 g
Hummer	2 g	Rehrücken	4 g	Wildschwein	4 g
Hüttenkäse, 10%	3 g	Reissalat	5 g	Zander	0,7 g
Joghurt, fettarm	1,5 g	Rinderfilet	4 g	Zucchini	0,4 g

Tabelle 3: Die wirkungsvollsten Fatburner von A bis Z

Fatburner sind bioaktive Substanzen in der Nahrung, die den Stoffwechsel beeinflussen und die Fettverbrennung auf direktem oder indirektem Weg aktivieren. Inzwischen haben Wissenschaftler in unseren Nahrungsmitteln viele Fatburner entdeckt – dazu gehören komplexe Kohlenhydrate ebenso wie Carnitin, Glukagon, Cholin, Taurin aber auch Vitamin C, Magnesium und Jod. Fatburner stecken in ganz alltäglichen Lebensmitteln. Folgende Liste gibt Ihnen einen schnellen Überblick über die Nahrungsmittel, die am meisten Fatburner enthalten.

Algen	Getreide	Mangos	Roggenvollkornbrot
Ananas	Grapefruit	Meeresfrüchte	Rosenkohl
Äpfel	Harzer Käse	Milch (Magermilch)	Rotwein
Artischocken	Hüttenkäse	Miso (Sojapaste)	Sauerkirschen
Austern	Jodiertes Salz	Molke	Scampi
Birnen	Joghurt (Magerstufe)	Muscheln	Sojaprodukte
Blumenkohl	Kabeljau	Naturreis	Sojasprossen
Brokkoli	Kartoffeln	Obstsäfte	Spinat
Buttermilch	Kefir	Olivenöl	Stachelbeeren
Calamares (Tintenfisch)	Kiwis	Orangen	Tomaten
Eigelb	Kopfsalat	Papayas	Trauben
Erbsen	Krabben	Paprika	Weiße Bohnen
Feigen (getrocknet)	Kürbis	Pilze	Weizenvollkornbrot
Fenchel	Lammfleisch (magere Teile)	Putenbrust	Zitronen
Forelle	Lapachotee	Quark (Magerstufe)	Zucchini
Garnelen	Lauch	Rapsöl	Zwiebeln
Gemüsesäfte	Linsen	Rindfleisch (magere Teile)	

4. Regel: Versorgen Sie sich mit Powerstoffen!

Dass Sie an Dinner-Cancelling-Tagen nach 17 Uhr nichts mehr essen, heißt auch, dass Sie vor 17 Uhr noch viele Möglichkeiten haben, etwas zu essen: Sie können frühstücken, zu Mittag essen und zwischendurch kleine Snacks zu sich nehmen. Ein »17-Uhr-Snack« hilft Ihnen, den restlichen Abend ohne größere Hungergefühle zu überstehen.

An Dinner-Cancelling-Tagen kommt es auf das richtige Essen an!

Doch egal, ob Frühstück, Mittagessen oder Zwischenmahlzeit – wichtig ist, dass Sie das Richtige essen. Die 4. Regel der Dinner-Cancelling-Strategie lautet daher: Nehmen Sie beim Essen möglichst viele Powerstoffe auf. Nur so werden Sie sich körperlich fit und seelisch ausgeglichen fühlen.

Fastfood, Süßigkeiten, Alkohol und Konserven enthalten viele leere Kalorien, die Ihren Körper belasten. Künstliche Zusätze tragen dazu bei, dass Ihr Bindegewebe früher oder später »verschlackt«. Falsche Ernährung gefährdet aber nicht nur Ihre Gesundheit – sie kann auch Stimmungstiefs, Erschöpfung und Gereiztheit auslösen.

Die Dinner-Cancelling-Strategie ist eine »Wohlfühl-Methode«. Und wohl fühlen können Sie sich nur, wenn Sie sich beim Essen immer wieder bewusst für das entscheiden, was Ihr Wohlbefinden fördert.

Treffen Sie die bessere Entscheidung, z. B.
- ◆ für Frischkost und nicht für Dosenkost
- ◆ für Obst statt für Schokolade
- ◆ für Honig und nicht für Zucker
- ◆ für Fisch mit Reis statt für deftige Fleischgerichte mit Pommes
- ◆ für ein Müsli zum Frühstück statt für Croissants und Käse-Schinken-Toasts
- ◆ für einen Joghurt statt für eine Sachertorte

Welche Powerstoffe gibt es?

Powerstoffe für Ihre Gesundheit: Vitamine, Mineralstoffe, Spurenelemente und sekundäre Pflanzenstoffe.

Zum einen gehören dazu lebensnotwendige Vitamine, Mineralstoffe und Spurenelemente, denn sie braucht unser Körper, damit er funktionieren kann. Ihren Vitamin- und Mineralienbedarf können Sie beispielsweise über Gemüse, Obst, Milchprodukte, Fisch, Nüsse, Hülsenfrüchte, Getreide und Pflanzenöle decken.

Neben Vitaminen und Mineralstoffen gehören auch die »sekundären Pflanzenstoffe« zu den Substanzen, die Ihnen neue Energie schenken und Ihre Gesundheit schützen. Wie der Name schon vermuten lässt, stecken sekundäre Pflanzenstoffe ausschließlich in pflanzlicher Nahrung. Zu ihnen gehören Carotinoide, Flavonoide, Polyphenole, Saponine und viele mehr. Die pflanzlichen Powerstoffe haben zum Teil erstaunliche Heilwirkungen, die von Forschern erst nach und nach entdeckt werden. Einige können Entzündungen hemmen, andere den Blutdruck senken, die Abwehr stärken oder sogar das Wachstum von Tumoren hemmen.

Die beste Möglichkeit, sich mit diesen bioaktiven Substanzen zu versorgen, besteht darin, viel pflanzliche Nahrung zu sich zu nehmen – dazu gehören nicht nur Salate, Gemüsegerichte und Obst, sondern z. B. auch Getreide, Hülsenfrüchte oder Sprossen.

Special – Die wichtigsten Vitamine und Mineralstoffe

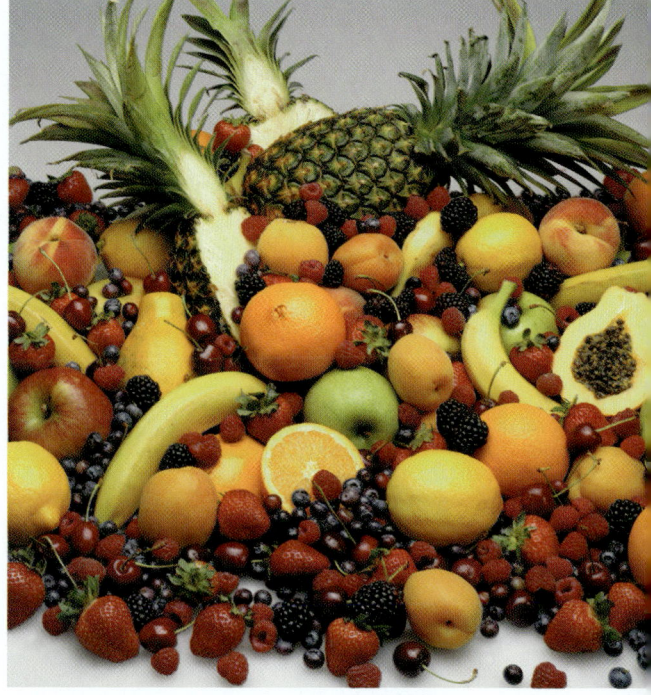

Eine vitamin- und mineralstoffreiche Ernährung schützt Ihre Gesundheit, aktiviert Ihre Lebensfreude und verbessert sogar Ihr Aussehen – denn wenn alle Zellen gut versorgt sind, wird man Ihnen das auch ansehen. Besonders wichtig sind Vitamine, Mineralstoffe und Spurenelemente für Menschen, die sich wenig bewegen, rauchen, regelmäßig Alkohol trinken und/oder unter Stress stehen. Auch Schwangere, Senioren und kranke Menschen brauchen eine ordentliche Zusatzportion Vitamine. Dennoch ist der Griff zur Vitamintablette nur in seltenen Fällen sinnvoll. Viele Nahrungsmittel sind wahre Vitaminbomben. Wer dabei die geeigneten auswählt, kann seinen Bedarf ohne weiteres über die normale Ernährung decken. Was Vitamine und Mineralien alles können, welche von ihnen beispielsweise die Nerven stärken, Energie spenden oder die Haut schützen und in welchen Nahrungsmitteln die kleinen Helfer in Hülle und Fülle vorhanden sind – all das erfahren Sie in der folgenden Zusammenfassung.

Eine vitamin- und mineralstoffreiche Ernährung ist sinnvoller und gesünder als der Griff zu künstlichen Vitaminpräparaten!

Vitamin A (Retinol und Beta-Karotin)

Zusammen mit dem Protein Opsin bildet Vitamin A das Sehpigment Rhodopsin. Retinol regelt die Zellteilung und die Entwicklung von Körpergewebe. Als Antioxidans hat es auch eine wichtige Schutzfunktion für die Haut, weshalb es oft in Form seiner Vorstufe β-Carotin Hautpflegemitteln zugegeben wird. Der Körper kann Retinol auch aus seinen Vorstufen, den Provitaminen α-, β- und γ-Carotin aufbauen. Vitamin A stellt die embryonale Entwicklung im Mutterleib sicher, trägt zur gesunden Entwicklung der Spermien und zu einer erfolgreichen Befruchtung bei. Es ist entscheidend an der Synthese des Hormons Progesteron, der Blutbildung und dem

Quellen: Für Retinol: Aal, Vollmilch, Eier, Fettfisch und insbesondere Leber, von der bereits ein kleines Stück den Bedarf mehrerer Wochen deckt.
Für Beta-Karotin: Karotten, Brokkoli, getrocknete Aprikosen, roter Paprika, Kürbis, Grünkohl

gesunden Aufbau der Knochen beteiligt. Das Vitamin sorgt außerdem für das reibungslose Funktionieren der Thymusdrüse, einer wichtigen Immunzentrale des Körpers. Von zu großen Mengen Retinol ist abzuraten, weil das überschüssige Vitamin über die Leber abgebaut wird, die dadurch geschädigt werden kann. Unproblematisch ist die Aufnahme über die Provitamine.

Vitamin B$_1$ (Thiamin)

Thiamin oder Vitamin B$_1$ bildet zusammen mit dem Spurenelement Mangan wichtige Enzyme für den Kohlenhydratstoffwechsel und damit für die Energiegewinnung, was essenzielle Bedeutung für die Nervenzellen hat. Es spielt auch eine wichtige Rolle bei der Synthese des Neurotransmitters Acetylcholin und schützt die Myelinschicht, eine Isolationsschicht der Nervenfasern – Thiamin kann also mit Fug und Recht als »Nervenvitamin« bezeichnet werden. Thiaminmangel zeigt sich in Müdigkeit, Reizbarkeit, Konzentrationsmangel, Gedächtnisschwäche und Schlafstörungen. In unseren Breiten haben vor allem Alkoholiker, Schwangere/Stillende, ältere Menschen und Patienten mit einer Schilddrüsen-Störung einen erhöhten Bedarf an Vitamin B$_1$.

Quellen: Erbsen, Kartoffeln, Weizenkeime, Hefe, Erdnüsse, Leber, Vollkornbrot, Sonnenblumenkerne

Vitamin B$_2$ (Riboflavin)

Riboflavin oder Vitamin B$_2$ wirkt wie Thiamin als Koenzym. Es hilft dem Organismus dabei, Energie in Muskelarbeit umzusetzen und ist auch am Muskelaufbau beteiligt. Darüber hinaus ist Riboflavin für gesunde Schleimhäute wichtig. Erhöhter Stress kann unter Umständen einen Vitamin-B$_2$-Mangel bedingen, weil die Ausschüttung der Stress-Hormone mit einem erhöhten Riboflavin-Verbrauch verbunden ist. B$_2$-Mangel macht sich zunächst in Form von trockenen, brennenden Augen, spröder und rissiger Haut (besonders im Mundbereich und an der Stirn) sowie Lichtempfindlichkeit bemerkbar. Riboflavin sollte dennoch keinesfalls in größeren Mengen aufgenommen werden, da es in höherer Dosis über Freie Radikale giftig wirkt.

Quellen: Milch, Milchprodukte, Fleisch, Krabben, Seefisch, Vollkornprodukte, Weizenkeime, Mandeln, Kürbiskerne

Niacin (Teil des Vitamin-B-Komplexes)

Vitamin B_3, ein Koenzym, hilft beim Freisetzen der durch die Nahrung aufgenommenen Energie. In hohen Dosen senkt Niacin den Cholesterinspiegel und beugt damit Arteriosklerose vor. Niacin kann vom Organismus notfalls aus der Aminosäure Tryptophan hergestellt werden. Chronischer Vitamin-B_3-Mangel bedingt also langfristig einen Tryptophan-Mangel, der sich seinerseits in Symptomen wie Mattigkeit, depressiven Verstimmungen und Schlafstörungen zeigt. Diese Symptome können also mitunter Warnsignale für einen drohenden Niacinmangel sein.

> *Quellen:* mageres Fleisch, Fisch, Eier, Getreide, Pilze, Artischocken, Spargel, Kartoffeln, Bierhefe und Nüsse

Pantothensäure (Teil des Vitamin-B-Komplexes)

Pantothensäure beziehungsweise ihre aktive Form, das Coenzym A, kurz CoA, hat Einfluss auf den Abbau von Kohlenhydraten, Fetten und Eiweißen und somit das Körperwachstum. Es ist an der Bildung von Hormonen, vor allem den Wachstums-, Stress- und Sexualhormonen, beteiligt. Die bekannteste Funktion von Pantothensäure liegt jedoch in der Förderung des Haarwachstums. Ohne Pantothensäure altern wir schneller, werden müde und lustlos, denn es fehlt dem Organismus an der notwendigen Energie.

> *Quellen:* Getreide, Weizenkeime, Avocados, Leber, Datteln, getrocknete Aprikosen, Milchprodukte, Fleisch, Fisch, Hefe

Vitamin B_6 (Pyridoxin)

Pyridoxin oder Vitamin B_6 ist maßgeblich am Eiweiß- und Aminosäure-Stoffwechsel beteiligt und kontrolliert zusammen mit anderen Vitaminen die Fettresorption und die Bildung roter Blutkörperchen. Pyridoxin beeinflusst die Qualität der Antikörper und es wirkt dem natürlichen Schrumpfen der Thymusdrüse, einem wichtigen Zentrum des Immunsystems, entgegen. Pyridoxin wirkt sich auch auf Gefühl und Stimmungslage aus. Ein Mangel macht sich u.a. durch Niedergeschlagenheit, rissige Mundwinkel, eine unnatürlich glatte Zunge und Taubheitsgefühle bemerkbar.

> *Quellen:* Vollkornprodukte, Truthahn, Fisch, grüne Bohnen, Weizenkeime, Walnüsse, Kartoffeln, Kohl, Hefe

Biotin (Vitamin H)

Biotin, ein Produkt der Darmflora, kommt wie Pantothensäure in sehr vielen Lebensmitteln vor. Es spielt eine wichtige Rolle im menschlichen Stoffwechsel, sorgt für die reibungslose Funktion von Schweißdrüsen, Nervensystem und Knochenmark und ist an der Bildung der Blutzellen, Haut und männlichen Geschlechtshormone beteiligt.

Quellen: Sojabohnen, Leber, Eigelb, Hafer, Nüsse, Pilze, Hefe

Folat (Folsäure)

Folsäure ist ein sehr empfindliches Vitamin, das bereits bei Zimmertemperatur zersetzt wird. Der Mangel an Folsäure ist in Europa und Nordamerika der am häufigsten verbreitete Vitaminmangel. Folsäure arbeitet eng mit Vitamin B_{12} zusammen und ist an der Bildung des Bluts, der Nukleotide und Neurotransmitter beteiligt. Folsäure ist auch für die Synthese von Antikörpern essenziell. Sehr wichtig ist das Vitamin auch für die Bildung von Magensäure. Folatmangel führt im Extremfall zu einer schweren Blutarmut. Erste Symptome sind: Müdigkeit, ungerichtete Ängste, Schlafstörungen, ein Mangel an Lebensfreude, Gedächtnisstörungen und Konzentrationsschwäche.

Quellen: Weizenkeime, grüne Blattgemüse, Petersilie, Erdnüsse, Leber, Hülsenfrüchte

Vitamin B_{12} (Cobalamin)

Vitamin B_{12} – eine Stoffgruppe von so genannten Cobalaminen – ist für die Bildung der roten Blutkörperchen, die Blutgerinnung und zum Schutz des Darmepithels lebenswichtig. Cobalamine sind aber auch für die Bildung von Nukleoproteinen und die Funktionen des Nervensystems von größter Bedeutung. Cobalaminmangel zeigt sich in Nervosität, Müdigkeit, depressiven Verstimmungen, Menstruationsbeschwerden und Leistungsabfall.

Quellen: Algen, Fisch, Milch, Eier, Käse

Vitamin C (Ascorbinsäure)

Vitamin C ist für die Bildung von Collagen wichtig, das entscheidend bei der Bildung von Knochen und Zähnen mitwirkt, das Bindegewebe strafft und die Gefäße glatt und elastisch hält. Vitamin C ist an der Aufnahme des wichtigen Spurenelements Eisen, nachweislich aber auch an der Bildung von Neurotransmittern wie Dopamin, Serotonin, Noradrenalin und Endorphinen, den »Glückshormonen«, beteiligt. Hoch dosiert ist Ascorbinsäure in der Lage, die Bildung von Krebs erregenden Nitrosaminen zu verhindern. Schwerer Vitamin-C-Mangel führt zu den klassischen Symptomen von Skorbut, einer Vitaminmangelkrankheit, die vor allem die Seefahrer zu spüren bekamen. Die Symptome von Skorbut sind Zahnfleischbluten, Zahnausfall und brüchige Knochen.

> *Quellen:* Zitrusfrüchte, grüne Blattgemüse, schwarze Johannisbeeren, Kiwi, Sanddorn, Tomaten, Erdbeeren

Vitamin E

Vitamin E ist eine Gruppe von chemisch sehr ähnlichen Stoffen, den so genannten Tokopherolen. Ihre wichtigste Wirkung besteht darin, dass sie unsere Zellen vor den so genannten Freien Radikalen schützen, hochgefährlichen Oxidationsstoffen. Auch andere Vitamine und Spurenelemente wirken als »Radikalfänger«, aber kein Stoff ist dabei so effektiv wie Vitamin E. Tokopherole erhalten die Fruchtbarkeit, unterstützen Gehirn und Muskeln, wirken Entzündungen entgegen und schützen das empfindliche Vitamin A. Ein Tokopherolmangel macht sich in Muskelschwund, Abnahme der Lebenszeit der roten Blutkörperchen sowie in der Abnahme der Fruchtbarkeit bemerkbar. Die Zellen altern schneller, werden anfälliger für Gifte und Zellschäden und die Gefahr von Krankheiten wie Krebs erhöht sich.

> *Quellen.* Nüsse, Samen, Olivenöl, Sonnenblumenöl, Weizenkeime, Brokkoli, Avocados, grüne Blattgemüse

Calcium

Calcium hat neben seiner wichtigen Funktion in der Regulation des Stoffwechsels eine zweite wichtige Bedeutung beim Aufbau von Knochen und Zähnen. Besonders wichtig ist eine gute Calciumversorgung bei Schwangeren, da diese einen erhöhten Bedarf haben. Auch sollten Frauen nach den Wechseljahren wegen ihres hohen Osteoprose-Risikos auf eine ausreichende Calciumversorgung achten.

> *Quellen:* Milch, Joghurt, Hartkäse, Sardinen, Lachs, Tofu, Brokkoli, Spinat, Weißfisch, Brunnenkresse, Basilikum, Camembert, Estragon, Parmesan, Salbei

Eisen

Eisen ist zum größten Teil im Hämoglobin, dem roten Blutfarbstoff, gebunden und spielt dort eine zentrale Rolle beim Sauerstofftransport. Darüber hinaus wird es für die Bildung verschiedener lebenswichtiger Enzyme benötigt und spielt eine wichtige Rolle im Immunsystem. Insbesondere Frauen müssen wegen des Blutverlusts während der Menstruation auf ausreichende Eisenaufnahme achten. Eisenmangel zeigt sich in Blutarmut mit vermindertem Blutfarbstoff und verkleinerten roten Blutkörperchen. Daraus resultiert Appetitlosigkeit, Erschöpfung und Leistungsabfall. Typische Symptome sind chronische Verstopfung und Müdigkeit, blasse Schleimhäute, trockene und spröde Haut, brüchige Haare und Nägel, Mundwinkelrhagaden (schmerzhafte Risse) und Zungenbrennen.

Quellen: Leber, Wurstwaren, Wild, Weißfisch, Sardinen, Pflaumen, getrocknete Aprikosen, Tofu, grüne Blattgemüse

Kalium

Kalium ist lebensnotwendig für die Reiz-Weiterleitung der Nerven, Muskelbewegungen, die Aufrechterhaltung der Gewebsspannung und die Wirkung verschiedener Enzyme. Es reguliert außerdem den Wasserhaushalt. Zu einem Kaliummangel kommt es vor allem bei Durchfall oder Missbrauch von Abführmitteln, da hier große Mengen Kalium über den Darm verloren gehen können. Schwerer Kaliummangel bewirkt Muskelschwäche, Muskellähmungen, Herzrhythmusstörungen.

Quellen: Trockenfrüchte, Bananen, Zitrusfrüchte, grüne Blattgemüse

Magnesium

Magnesium ist maßgeblich am Aufbau von Knochen und Zähnen beteiligt. Es ist sehr wichtig für die Muskel- und Nerventätigkeit, kontrolliert die Blutgerinnung und schützt vor Thrombosen und Infarkten. Magnesium ist außerdem an Hunderten von Enzymaktivitäten beteiligt. Es spielt auch eine maßgebliche Rolle für den Erhalt der Immunabwehr. Zu Magnesiummangel kommt es vor allem bei starkem Durchfall und Erbrechen, chronischen Magen-Darm-Erkrankungen oder bei Alkoholmissbrauch.

Quellen. Weizenkeime, Vollkornprodukte, Nüsse, Samen, getrocknete Aprikosen, Shrimps, Milchprodukte, Fleisch, Tofu

Chronischer Mangel macht sich durch Muskelzuckungen, Herzrhythmusstörungen und Verlust an Körpergewicht bemerkbar.

Selen

Dieses Spurenelement spielt eine entscheidende Rolle bei der Produktion von Antikörpern und bei der Immunabwehr. Selen hilft dem Organismus, sich von giftigen Schwermetallen wie Quecksilber, Blei oder Cadmium zu befreien und ist gemeinsam mit Vitamin E der stärkste Radikalfänger. Es verhindert zudem die Zerstörung der Fettsäuren an der Zelloberfläche und trägt zur Heilung und Regeneration bei. Selen wirkt vorbeugend gegen Krebs und Herzinfarkt und erhält die Fruchtbarkeit. Zu seiner Entfaltung braucht das Spurenelement ausreichend Vitamin E.

> *Quellen:* Paranüsse, Meeresfrüchte, Algen, Fleisch, Sonnenblumenkerne, Vollkornprodukte

Zink

Zink, ein hervorragender Radikalfänger, schützt die Zellen, ist am Bau etlicher Hormone beteiligt und spielt eine wichtige Rolle bei der Wundheilung. Zink stimuliert das Immunsystem und ist an der Synthese von Keratin beteiligt, aus dem Haut, Haare und Nägel aufgebaut werden. Zinkmangel entsteht vor allem durch Stress oder einseitige Ernährung. Er zeigt sich in chronischer Müdigkeit, Appetitmangel, Verschlechterung des Geruchs- und Geschmacksempfindens, brüchigen Haaren und Nägeln. Psychische Symptome sind depressive Verstimmungen, Potenzstörungen und Angstzustände.

> *Quellen:* Austern, Muscheln, Kürbiskerne, mageres Fleisch, Nüsse, Bohnen, Joghurt, Hartkäse

Algen – Nahrungsergänzung, die sich lohnt

Nahrungsergänzungsmittel erfreuen sich zunehmender Beliebtheit. Das Angebot an Vitamin- und Mineralstoffpräparaten ist schier unüberschaubar geworden. Es gibt kaum einen Stoff, der von der Pharmaindustrie nicht isoliert und in Tablettenform gepresst wird. Und während die Werbung uns suggeriert, dass wir um Leib und Leben fürchten müssen, wenn wir keine Vitamintabletten schlucken, warnen Ärzte und Gesundheitsexperten vor der unkontrollierten Einnahme.

Naturbelassene Nahrungsmittel sind die besten und gesündesten Powerstoff-Cocktails.

Das Problem: Bei den meisten Präparaten handelt es sich um isolierte Stoffe. Inzwischen weiß man aber, dass diese durchaus gefährlich werden können. Wenn Sie regelmäßig Tomaten und Karotten essen, nehmen Sie beispielsweise ausreichend β-Carotin (Provitamin A) auf. Das Gute dabei: Sie schlucken nicht den isolierten Stoff, sondern nehmen den gesamten Wirkstoff-Komplex der Pflanzen, also alle Vitamine, Spurenelemente und sekundären Pflanzenstoffe zusammen auf. Die natürlichen Powerstoff-Cocktails in Obst, Gemüse & Co. wirken in harmonischer Weise zusammen und ergänzen sich gegenseitig.

Nehmen wir hingegen einzelne Vitamine zu uns, fehlt dieser »synergetische Effekt«, also das Zusammenwirken der einzelnen Substanzen. Außerdem kommt es leichter zur Gefahr der Überdosierung. Inzwischen wissen wir, dass die Verabreichung isolierter Vitamine manchmal mehr Schaden als Nutzen anrichtet. Wenn Sie sich ausgewogen ernähren und nicht gerade an einer schweren chronischen Krankheit leiden, können Sie Vitamintabletten getrost im Regal stehen lassen. Vertrauen Sie im Zweifelsfall immer auf die Natur und nicht auf die chemische Industrie.

Achten Sie bei Nahrungsergänzungsmitteln darauf, dass sie den ganzen Wirkstoff-Komplex der Pflanze enthalten!

Wenn Sie doch einmal das Gefühl haben, dass Sie mit Ihrer Nahrung zu wenig Vitalstoffe aufnehmen oder Sie eine Zusatzportion Powerstoffe brauchen, da Stress, Nikotin- und Alkoholgenuss Ihnen Kräfte rauben, gilt: Nehmen Sie nicht einzelne Vitamine oder Mineralstoffe ein, sondern kaufen Sie Präparate, die den ganzen Wirkstoff-Komplex der Pflanze enthalten.

TIPP

Empfehlenswert sind Algenpräparate. Algen enthalten mehr Mineralstoffe, Vitamine und Spurenelemente als jedes andere Naturprodukt. Aus diesem Grund werden sie mit großem Erfolg in der Thalassotherapie, in der Naturkosmetik und zur Nahrungsergänzung eingesetzt. Algen sind Multitalente mit Tradition. Viele Kulturen schätzen Mikroalgen schon seit Urzeiten als Nahrungsmittel oder Nahrungsmittelzusatz und verwenden sie bis heute. Schon Azteken und Mayas ernteten das »grüne Gold« und ergänzten ihre Nahrung damit. Und in der chinesischen Medizin werden die eiweißreichen Meerespflanzen seit 3000 Jahren erfolgreich eingesetzt.

Algen aktivieren den Stoffwechsel und unterstützen die Entgiftung des Körpers.

Es gilt als gesichert, dass Algen das Immunsystem stärken, entzündungshemmend und antirheumatisch wirken. Die Pflanzen wirken nicht nur Thrombosen entgegen, sondern regulieren auch den Kreislauf, fördern die Verdauung und bringen durch ihren hohen Jodgehalt den Stoffwechsel in Schwung. Japanerinnen, die täglich Braunalgen essen, haben auffallend selten Brustkrebs, was dem Algenwirkstoff Fucoidan zugeschrieben wird. Ihre hervorragende Eigenschaft, Schadstoffe im Darm zu binden, macht die kleinen Alleskönner zum idealen Helfer bei der Entgiftung und Entschlackung. Algen liefern zudem hochwertiges Eiweiß, ohne mit Cholesterin zu belasten. Der Konsum von Algenpräparaten ergänzt die Wirkungen des Dinner-Cancelling in bester Weise.

Die Kraft-Zwerge aus dem Meer eignen sind übrigens auch bestens für Schönheit und Pflege. Mit ihren Zuckerverbindungen speichern sie die Feuchtigkeit, wodurch die Haut straffer und glatter wird. Algenwirkstoffe schützen zudem vor schädlichen Umwelteinflüssen, und das reichlich enthaltene Vitamin A bringt die Zellerneuerung in Schwung. Ihre Fähigkeit, die Durchblutung und den Fettstoffwechsel zu beschleunigen sowie den Körper zu entschlacken und zu entwässern, machen Algen so zum idealen Verbündeten, wenn man sein Gewicht reduzieren möchte.

Algen fördern nicht nur die Gesundheit, sie eigenen sich auch als Schönheitspflege für glatte Haut!

Folgende, gesundheitlich relevante Algenarten sind im Fachhandel erhältlich:

- *Fucus vesiculosus* (Blasentang) erfreut sich in der Naturheilkunde außerordentlicher Beliebtheit. Er enthält besonders viele Spurenelemente wie Eisen und Zink, ist reich an den Vitaminen C und B_3, die den Organismus anregen. Wegen seines hohen Jodgehalts wird er zur Behandlung von Adipositas (Fettsucht) eingesetzt.
- Die würzige Rotalge *Palmaria palmata* (Dulse) passt sehr gut zu Salaten, Suppen, Gemüse- oder Nudelgerichten. Sie ist seit langem Bestandteil des Speiseplans im angelsächsischen und skandinavischen Raum. Ihre stimulierenden Eigenschaften und ihr positiver Einfluss bei Kreislaufstörungen beruhen auf ihrem hohen Gehalt an Polysacchariden, Faserstoffen, Vitamin C, Proteinen (bis zu 24% der Trockenmasse) und Mineralstoffen (Eisen, Magnesium).
- *Chondrus crispus* (Irländisches Moos) ist reich an den Vitaminen A, C, E und B sowie an Spurenelementen und an Carageen, das sehr hydrophil ist und 20–50% seines Eigengewichts an Wasser absorbieren kann.
- Die asiatische Braunalge *Undaria pinnatifida* (Wakame) mit ihren wertvollen Zuckern und Fetten ist ein wahrer Energie-Cocktail für die Zelle. Mit ihrem hohen Gehalt an essenziellen Aminosäuren, Proteinen und Vitaminen trägt sie zur gesunden Ernährung bei.

- *Porphyra umbilicalis* (Nori) ist mit Abstand die am häufigsten verzehrte Alge der Welt. Mit ihrer zarten Beschaffenheit und dem milden Geschmack ist sie unter anderem ein unverzichtbarer Bestandteil bei der Herstellung von Sushi. Nori ist besonders reich an Proteinen (bis zu 47% des Trockengewichts), hat einen ausgewogenen Gehalt an essenziellen Arminosäuren und mehrfach ungesättigten Fettsäuren. Daneben enthält sie die Vitamine A und B sowie das Provitamin A, Eisen und Calcium, so dass sie für unsere moderne Ernährung besonders wertvoll ist. Nori wird u.a. zur Behandlung von Beriberi (eine Krankheit, die mit Muskelschwäche, Herzstörungen, Beinkrämpfen und Verwirrungszuständen zu Herzversagen führen kann), Mangelerscheinungen und Blutarmut verwendet.
- *Chlorella vulgaris* zeichnet besonders der hohe Gehalt von zwei bis drei Prozent an Chlorophyll aus. Sie ist reich an Aminosäuren, Mineralstoffen und Vitalstoffen. Chlorella besitzt eine feste Zellulosewand mit Einlagerungen von Sporopollenin und ist deshalb in der Lage, Zucker, Harnsäure, Fette und eine Vielzahl unterschiedlicher Giftstoffe in beträchtlichem Umfang zu binden und auszuscheiden. Die Mikroalge eignet sich deshalb hervorragend als ausgewogene Nahrungsergänzung in Phasen der Entgiftung und Entschlackung.
- Die blaugrüne *Spirulina* wurde schon von den Azteken in Form eines heilkräftigen blaugrünen Kuchens, dem *Tecuitatl* verzehrt. Von allen Algenarten nimmt Spirulina weltweit in vielerlei Hinsicht eine herausragende Rolle ein. Im Unterschied zu Chlorella besitzt Spirulina eine Zellwand aus Mucoproteinen, die nicht erst aufgeschlossen werden muss, weil sie sich im Verdauungstrakt leicht auflöst. Spirulina enthält hochwertige Proteine und kann wegen ihres Vitamin- und Mineralstoffgehalts eventuell auftretende Vitalstoffdefizite in erheblichem Umfang ausgleichen. Somit ist sie die ideale Nahrungsergänzung bei chronischen Mangelerscheinungen, Rekonvaleszenz und Unterernährung. Insbesondere Veganer sollten mit Spirulina ihren Vitamin B_{12}-Mangel ausgleichen. Die blaugrüne Mikroalge eignet sich auch vorzüglich zur Unterstützung während Fastenkuren und Diäten. Nachgewiesen kann Spirulina auch ergänzend zur Therapie bei einer Vielzahl von Krankheiten wie Blutarmut, Arthrose und Arthritis, Übergewicht, hohen Fett-, Blutzucker- oder Harnsäurewerten u.a. angewendet werden.[1]

[1] Hochwirksame Algenpräparate sind in allen Reformhäusern und vielen Bioläden erhältlich. Sie können aber auch direkt über den Autor bezogen werden.

Rezepte
für Dinner-Cancelling-Tage

Im Folgenden finden Sie zahlreiche schmackhafte Rezepte für Frühstück, Mittagessen und kleine Zwischenmahlzeiten. An Dinner-Cancelling-Tagen darf das Frühstück ruhig etwas reichhaltiger sein. Da eine warme Mahlzeit am Tag grundsätzlich sehr zu empfehlen ist, finden Sie im Rezeptteil für das Mittagessen ausschließlich warme Gerichte. Die kleinen Powersnacks für zwischendurch versorgen Sie zusätzlich mit wichtigen Vitaminen und anderen lebenswichtigen Vitalstoffen.
Alle Rezepte sind für zwei Personen. Wenn Sie alleine Dinner-canceln, müssen Sie die Mengen folglich nur halbieren!

Frühstücken wie ein Kaiser –
So starten Sie gut in den Tag

Nehmen Sie sich an Dinner-Cancelling-Tagen viel Zeit für Ihr Frühstück. Stehen Sie lieber 10 Minuten früher auf – denn an diesen Tagen sollten Sie schließlich kaiserlich frühstücken, und dabei ist es ebenso wichtig, dass Sie sich nicht abhetzen, sondern in aller Ruhe genießen.

Genießen Sie ein ausgiebiges Frühstück!

Mit einem Power-Frühstück fängt der Tag gut an. Das Frühstück versorgt Sie mit neuer Energie – und das ist natürlich besonders wichtig, wenn Sie am Vorabend auf Ihr Essen verzichtet haben. Um leere Speicher schnell wieder aufzufüllen, sollten Sie gleich nach dem Aufstehen mit der Frühstückszubereitung beginnen. Das wird Ihnen kaum schwer fallen, denn wer Dinner-Cancelling betreibt, hat morgens ohnehin Lust auf ein gutes Frühstück.
»Frühstücken wie ein Kaiser« – das heißt nicht, dass Sie jetzt übertrieben viele Kalorien zu sich nehmen sollen. Was zählt, ist die Qualität. Minderwertige Nahrungsmittel und zu viel Fett – das ist auch beim Frühstück unbedingt zu vermeiden.
Nach Meinung des Deutschen Instituts für Ernährungsmedizin und Diätetik (D.I.E.T.) erhöht ein allzu fettreiches Frühstück den Cholesterinspiegel und das Gewicht. Und Ernährungsexperten empfehlen, gerade

am Morgen reichlich Vitamine, Mineralstoffe und Spurenelemente aufzunehmen.

Die folgenden Rezepte enthalten jede Menge Powerstoffe und liefern Ihnen viel Energie für den erfolgreichen Start in den neuen Tag:

Früchte-Müsli mit Orangendickmilch

2 EL ganzer Buchweizen, 2 EL gemahlene Haselnüsse, 1 Tasse knusprige Haferflocken, 100 g kernlose Weintrauben, 1 Apfel, 2 Orangen, 200 g Dickmilch, 2 EL Ahornsirup

Buchweizen und Haselnüsse in einer Pfanne ohne Fett braun anrösten, danach mit Haferflocken vermischen. Trauben waschen und halbieren, Äpfel fein würfeln. Eine Orange schälen, in Stücke schneiden und die Kerne entfernen, die zweite Orange auspressen. Orangensaft, Dickmilch und Ahornsirup verrühren. Haferflocken mit den Früchten vermischen und die Orangendickmilch darüber gießen.

»King George« Sandwich

3 Eier, 1 rote Zwiebel, 3 Tomaten, geriebener Ingwer, Saft einer Zitrone, Tabasco, Pfeffer, Salz, 6 Scheiben Kastenweißbrot

Die Eier hart kochen. Zwiebel sehr fein hacken und mit dem Eigelb, den gewürfelten Tomaten und etwas Ingwer mischen. Mit Zitronensaft, Tabasco und Salz würzen. Die Paste auf die entrindeten Weißbrotscheiben streichen, mit dem fein gehackten Eiweiß bestreuen und pfeffern. Die belegten Toastscheiben in Dreiecke schneiden.

Erdbeer-Vanille-Molke-Drink (Abbildung gegenüber)

150 g frische oder tiefgekühlte Erdbeeren, 1 EL Honig (nach Geschmack), Mark einer halben Vanillestange, 200 ml Süßmolke

Erdbeeren waschen, Stielansatz entfernen und die Früchte vierteln. Honig, Vanillemark und die Hälfte der Molke hinzufügen und auf höchster Stufe pürieren. Zum Schluss die restliche Molke unterrühren.

Zusätzlich kann 50 g Naturjoghurt beigemischt werden. Wer möchte, kann auch frische Minzblätter mit pürieren.

Blaubeer-Molke-Shake (Abbildung auf Seite 59)

400 g Blaubeeren (frisch oder tiefgekühlt), 2 EL Zuckerrübensirup, 0,5 l Molke (Süß- oder Sauermolke), 100 g Sauerrahm, Zimt

Blaubeeren waschen und in einem Sieb abtropfen lassen bzw. die tiefgekühlten Beeren auftauen. Die Beeren mit Zuckerrübensirup und Molke im Mixer schaumig schlagen. Je nach Geschmack und Reifegrad der Blaubeeren mit Sirup süßen, bzw. bei der Verwendung von Sauermolke kann auch etwas mehr Sirup notwendig sein. Sauerrahm und eine Messerspitze Zimt zugeben, nur kurz untermixen, dann den Blaubeer-Molke-Shake in Gläser füllen und mit Zimt bestreuen.

Joghurt-Ananas-Shake

Joghurt, Ananassaft, Sanddornsaft und den Saft einer halben Zitrone im Mixer verrühren oder mit einem Schneidstab des Handrührers aufschlagen. Nach Geschmack mit Honig süßen und zusammen mit Eiswürfeln auf zwei Gläser verteilen.

1 Glas Natur-Joghurt, 350 ml Ananassaft, 3 EL Sanddornsaft, ½ Zitrone, etwas Honig

Fitmacher-Frühstück

Vollkornbrötchen halbieren. Magerquark mit dem Joghurt cremig rühren, mit Pfeffer und Salz abschmecken und auf die Brötchen-Hälften verteilen. Eine Hälfte mit Tomatenscheiben, Thymian und Zwiebelringen belegen, die andere mit Kresse bestreuen. Die Eier hart kochen und halbieren. Die Mayonnaise mit dem Senf gut verrühren und auf die Eierhälften verteilen. Den Gemüsesaft mit dem Artischockensaft verquirlen, mit Chilipfeffer, Salz, Pfeffer und Worcestershire-Sauce würzen und zum Frühstück trinken.

2 Vollkornbrötchen, 100 g Magerquark, 2 EL Joghurt, 1 Tomate, Thymian, 1 Zwiebel, Kresse, 2 Eier, 2 TL Mayonnaise, Senf, ½ L Gemüsesaft, Chilipfeffer, 2 EL Artischockensaft, Worcestershire-Sauce, Salz, Pfeffer

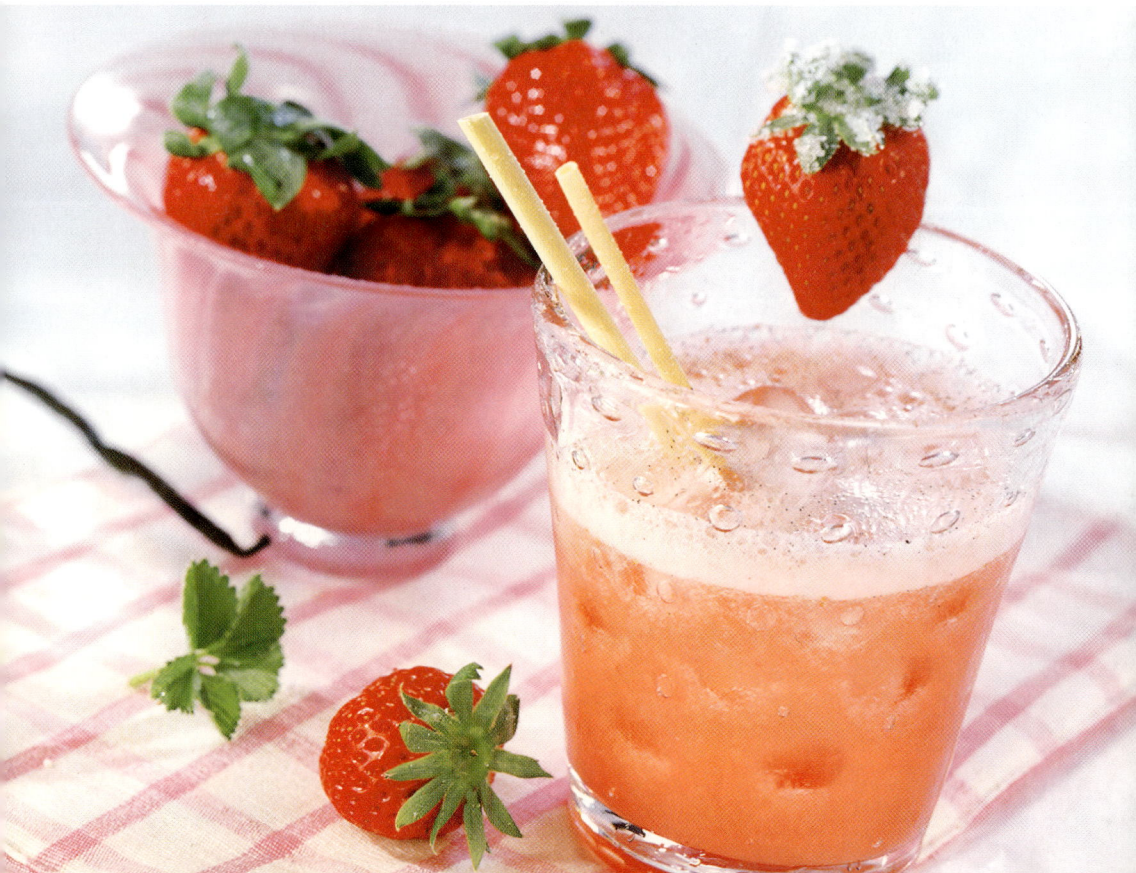

Fruchtige Melonendickmilch

400 ml Dickmilch, 4 TL Honig, 1 Honigmelone, schwarzer Pfeffer, 4 Vollkornkekse

Dickmilch mit dem Honig verrühren. Melone in kleine Würfel schneiden und zugeben. Nach Wunsch mit frisch gemahlenem schwarzen Pfeffer würzen, denn der passt ganz hervorragend zu Früchten. Wer will, kann das Ganze auch im Mixer zu einem Getränk pürieren. Vollkornkekse schmecken dazu besonders lecker.

Haferflocken-Crunchies mit Früchten

4 EL Haferflocken, 1 EL Sonnenblumenkerne, 1 TL Sonnenblumenöl, 1 EL Zucker, 100 g Himbeeren, 1 Banane, 1 Birne, 300 g Kefir

Haferflocken und Sonnenblumenkerne in Öl anbräunen. Mit Zucker bestreuen und kurz karamellisieren lassen. Sofort aus der Pfanne auf einen Teller zum Abkühlen geben. Himbeeren, Bananen- und Birnenstückchen vermischen und auf zwei Müsli-Schälchen verteilen. Mit Kefir begießen und mit den Haferflocken-Crunchies bestreuen.

Mailänder Bauernfrühstück

2 Eier, 1 Bund Schnittlauch, Salz, Pfeffer, Tabasco, 4 Vollkornbrötchen, 4 TL Senf, 80 g Hüttenkäse, 40 g Parmaschinken

Eier weich kochen und zusammen mit dem fein geschnittenen Schnittlauch auf zwei Gläser verteilen, mit Salz, Pfeffer und einem Spritzer Tabasco würzen und miteinander verrühren. Die Brötchen mit Senf bestreichen und mit Hüttenkäse und Schinken belegen.

Kiwi-Gurken-Mix

½ Salatgurke, 2 Kiwi, 1 Zitrone, Muskat, Salz, ½ l Blutorangensaft, 2 TL Apfelpektin

Die Salatgurke abspülen, Kiwi schälen. Beides klein schneiden und mit Zitronensaft, einer Prise Muskat und etwas Salz im Mixer pürieren. Dem Blutorangensaft 2 TL Apfelpektin zufügen, alles miteinander vermengen und kurz aufschlagen.

Knusperbrötchen mit Bananen

2 Roggenvollkornbrötchen, 3 TL Butter, 1 EL Blütenhonig, 2 Bananen, 2 EL Mandelblättchen

Roggenbrötchen halbieren und jede Hälfte mit Butter und Honig bestreichen. Die Bananen schälen, in Scheiben schneiden und dachziegelartig auf die Hälften verteilen. Mandelblättchen darüber streuen.

Melonenmüsli

½ Netzmelone, ¼ Wassermelone, 1 Ring Ananas, ½ Banane, 1 TL Zitronensaft, 1 EL Waldhonig, 4 EL Haferflocken, 100 ml Orangensaft, 100 ml Joghurt, 3 EL Kürbiskerne

Fruchtfleisch der Melonen würfeln. Ananas und Banane in mundgerechte Scheiben schneiden. Obst mit Zitronensaft und Waldhonig durchmischen. Die Haferflocken auf zwei Schälchen verteilen und fünf Minuten im Orangensaft quellen lassen. Früchte hinzugeben, durchmischen, mit Joghurt umgießen und die Kürbiskerne darüber streuen.

Müsli mit Getreidekeimlingen

Walnüsse grob zerstoßen und zusammen mit dem Buchweizen, den Leinsamen und dem Sesam in einer Pfanne trocken anbräunen. Die Bananen mit einer Gabel zerdrücken und mit der Vanille mischen, Äpfel mit Schale raspeln und die Erdbeeren bis auf zwei Stück klein schneiden. Das zerkleinerte Obst mit Zitronensaft beträufeln und mit Joghurt vermengen. Getreidekeimlinge kurz unter fließendem Wasser abspülen, abtropfen lassen und zu den Früchten geben. Nuss-Mischung über das fertige Müsli streuen und das Ganze mit je einer frischen Erdbeere verzieren.

1 TL Walnüsse, 1 TL Buchweizen, 1 TL Leinsamen, 1 TL Sesam, 200 g Bananen, Naturvanille, 200 g Äpfel, 200 g Erdbeeren, 2 EL Zitronensaft, 200 g Joghurt, 6 EL Getreidekeimlinge

Vitamin-Cocktail

Die Birne waschen, entkernen und klein schneiden. Orange auspressen und den Saft zusammen mit der Birne, Trink-Molke und dem Karottensaft pürieren. Einen EL Weizenkeimöl hinzufügen und kurz aufschlagen. In Gläser füllen und mit einem EL Schmelzflocken bestreuen.

1 große Birne, 1 Orange, ¼ l Trink-Molke, ¼ l Karottensaft, 1 EL Weizenkeimöl, 1 EL Schmelzflocken

Kräuter-Buttermilch-Mix mit Tomatenbrot

Für die Buttermilch die gewaschenen, trockengetupften Kräuter grob hacken und zusammen mit einem halben Liter kalter Buttermilch im Mixer aufschlagen und mit einer Prise Salz abschmecken. Auf zwei Gläser verteilen und mit jeweils einem Schuss Mineralwasser aufschäumen.
Für die Tomatenbrote die Tomaten in Scheiben schneiden, die Brotscheiben mit Olivenöl beträufeln, die Tomatenscheiben darauf legen und mit etwas Meersalz und auf Wunsch auch Pfeffer würzen.

½ Bund Minze, 10 Blätter frisches Basilikum, ½ l Buttermilch, Meersalz, etwas Mineralwasser, 2 kleine Tomaten, 2 Scheiben Weißbrot, 2 TL Olivenöl

Möhrenmuffins

Möhre schälen, waschen und fein raspeln. Mehl, Backpulver und Natron in eine Schüssel sieben, Zimt, Haferflocken, Nüsse und die geraspelte Möhre untermischen. Ei, Zucker, Öl, Buttermilch und Mehlmischung miteinander verrühren.
Den Teig in leicht gefettete Muffin-Förmchen füllen und im vorgeheizten Backofen 15–20 Minuten bei 200 Grad backen.

1 kleine Möhre, 40 g Mehl, 1 MS Backpulver, 1 MS Natron, 1 MS Zimt, 1 TL Haferflocken, 10 g Haselnüsse, 1 Ei, 20 g Zucker, 1 TL Sonnenblumenöl, 4 EL Buttermilch, etwas Fett für die Förmchen

Bananen-Nuss-Müsli

Das Müsli kurz in der Milch quellen lassen. Die Bananen in Scheiben schneiden, Datteln fein hacken und alles zum Müsli geben. Mit einer Prise Zimt abschmecken.

100 g Nussmüsli, 400 ml fettarme Milch, 2 Bananen, 8 Datteln, Zimt

Vollkornbrot mit Möhrenfrischkäse

2 Möhren, 4 EL Orangensaft, 1 TL Weizenkeimöl, 4 EL körniger Frischkäse, 4 Scheiben Vollkornbrot, 2 EL Johannisbeergelee, 1 Kiwi

Möhren schälen, raspeln, mit Orangensaft und Öl vermischen und fünf Minuten ziehen lassen. Danach den Frischkäse unter die Möhrenmischung rühren. Vollkornbrot toasten, mit Johannisbeergelee und Möhrenfrischkäse bestreichen und mit Kiwischeiben garnieren.

Ciabatta-Sandwich

50 g Gorgonzola, 1 EL Butter, ein kleiner Kopfsalat, 4 Champignons, 2 Tomaten, 125 g Ciabatta-Brot, grob gemahlener Pfeffer, 2 Scheiben Parmaschinken (ohne Fettrand)

Den Gorgonzola und die Butter mit einer Gabel zerdrücken und vermischen. Den Salat waschen, Champignons putzen, Tomaten waschen und von den Stielansätzen befreien. Tomaten und Champignons in Scheiben schneiden, ebenso das Ciabatta-Brot. Die Hälfte davon mit der Käse-Butter-Mischung bestreichen. Abgetropfte Salatblätter auf die anderen Scheiben verteilen, darauf Champignon- und Tomatenscheiben schichten und mit buntem Pfeffer bestreuen. Belag mit je einer Scheibe Parmaschinken abschließen. Die bestrichenen Brotscheiben jeweils obenauf setzen und leicht andrücken.

Milchreis mit Rosinen

1 Vanilleschote, 400 ml fettarme Milch, 100 g Naturreis, 2 Birnen, 2 EL Rosinen, 4 TL Honig, Zimt, Salz

Die Vanilleschote auskratzen und die Vanille zusammen mit der Milch zum Kochen bringen, Reis einstreuen und 20 Minuten ausquellen lassen. Die Birnen entstielen, entkernen und ungeschält geraspelt unter den Reis heben. Rosinen unterrühren, mit Honig süßen und mit Salz und Zimt würzen.

Herzhafter Nuss-Quark-Aufstrich

200 g Quark, 1 EL Sahne, 1 EL Mandelmus, ¼ Tasse Rosinen, ½ Tasse gehackte Walnüsse, Knäckebrot

Quark, Sahne und Mandelmus in einer Schüssel miteinander vermengen, bis sich eine streichfähige Masse ergibt. Rosinen und Walnüsse zugeben. Ideal mit einigen Scheiben Knäckebrot.

Beerenmüsli

1 EL Weinbeeren, 1 EL Orangensaft, 1 EL Zitronensaft, ½ Banane, ½ Apfel, ½ Tasse Beeren (z.B. Heidelbeeren, Johannisbeeren, Himbeeren), 1 Becher Joghurt, 1 EL Ahornsirup oder Honig, 1 Prise Zimt, 50 ml Sahne (30% Fett), 4 EL Bio- bzw. Mais-Cornflakes

Weinbeeren in Orangen- und Zitronensaft ca. 20 Minuten einweichen. Zwischenzeitlich Banane in dünne Scheiben schneiden, Apfel grob raspeln und die Beeren waschen. Joghurt mit Ahornsirup oder Honig und Zimt abschmecken. Alle Zutaten miteinander mischen. Sahne schlagen und vorsichtig unterheben. In Portionsschälchen oder Schüssel füllen und mit Cornflakes bestreuen.

British Porridge

Wasser, Milch und Salz erhitzen und die Haferflocken ca. 20 Minuten darin quellen lassen. Den Apfel waschen, reiben und zu den Haferflocken geben. Porridge mit Honig nach Belieben süßen und anschließend in Schälchen füllen. Zum Schluss die Sahne über den Porridge geben.

200 ml Wasser,
200 ml Milch,
1 Prise Meersalz,
80–100 g grobe Hafer-
flocken, 1 Apfel,
2 EL Waldhonig,
8 EL kalte Sahne

Käse-Apfel-Toast

Zubereitung: Butter dünn auf die Toastscheiben streichen. Apfel waschen, Kernhaus entfernen und in dünne Ringe schneiden. Die Ringe auf den Brotscheiben verteilen, Mandelblättchen darüber streuen, auf jede Toastscheibe eine Scheibe Butterkäse geben. Mit etwas Cayennepfeffer bestreuen und ungefähr 10 Minuten im Toaster oder im Ofen überbacken, bis der Käse schmilzt.

4 Scheiben Vollkorn-
toast, 3–4 TL Butter,
1 großer reifer Apfel,
1–2 EL Mandelblätt-
chen, 4 Scheiben (ca.
100 g) Butterkäse,
Cayennepfeffer

Frischkäse-Paprika

Den Frischkäse mit einer Gabel zerdrücken, Quark und saure Sahne dazu geben und alles cremig rühren. Schnittlauch waschen, trocknen, fein schneiden und unter die Frischkäsemasse mischen. Mit Paprikapulver, Kräutersalz und Pfeffer abschmecken. Paprika waschen, abtrocknen und den Stängelansatz als flachen Deckel abschneiden. Paprika vorsichtig aushöhlen, Innenwände und Kerne entfernen. Frischkäsemasse in die Schoten füllen und fest andrücken. Wer Zeit hat, kann die gefüllten Paprika mit Frischhaltefolie abdecken und 1 Stunde im Kühlschrank ziehen lassen. Anschließend in Scheiben schneiden und mit Brot servieren.

125 g Frischkäse (Ma-
gerstufe), 100 g Quark,
50 g saure Sahne,
½ Bund Schnittlauch,
½ TL Paprika Edelsüß,
Kräutersalz, Pfeffer,
2 rote rundliche Paprika

Oasen-Müsli

Die Getreideflocken zusammen mit den Leinsamen, Kokosraspeln, Mandel und dem Zimt vermengen. Mischung mit der Soja-Milch übergießen und kurz quellen lassen.
Die klein geschnittenen Bananen zusammen mit den gehackten Datteln ins Müsli mischen. Mit Agavendicksaft süßen und mit einem Tropfen Sesamöl verfeinern.

50 g Hafervollkorn-
flocken, 30 g Weizen-
vollkornflocken, 20 g
Roggenvollkornflo-
cken, 1 EL geschrotete
Leinsamen (alternativ
geschrotete Kürbisker-
ne, Sesam oder Son-
nenblumenkerne),
50 g Kokosraspeln,
50 g gehackte Man-
deln, 1 TL Zimt, 300 ml
Soja-Milch, 2 Bana-
nen, 50 g getrocknete
Datteln (alternativ ge-
trocknete Pflaumen,
Feigen oder Rosinen),
1 EL Agavendicksaft,
1 Tropfen Sesamöl

Mittags wie ein König – Fatburner-Rezepte für das Mittagessen

Ein leichtes, aber vitalstoffreiches Mittagessen ist an Dinner-Cancelling-Tagen optimal!

An Dinner-Cancelling-Tagen sollten Sie großen Wert auf das richtige Mittagessen legen. Warme Gerichte, die leicht und vitalstoffreich sind, bieten sich dafür besonders gut an. Und wenn es Ihnen beim Dinner-Cancelling auch ums Abnehmen geht, gilt natürlich auch für das Mittagessen: Keine Kalorienbomben!

Bei den folgenden Rezepten handelt es sich zum großen Teil um ausgesprochene Fatburner-Rezepte.

Wenn Sie also schon beim Essen abnehmen wollen, so lassen Sie sich von den folgenden Rezepten inspirieren, die übrigens nicht nur einen hohen Anteil an Fatburnern, sondern auch noch viele andere wertvolle Powerstoffe enthalten.

Seezunge in Orangenbutter

2 Seezungenfilets, 1 EL Zitronensaft, ½ TL Salz, weißer Pfeffer, ½ Bund glatte Petersilie, 2 EL Öl, 50 g Butter, 100 ml frisch gepresster Orangensaft, 1 TL Speisestärke, 2 TL eingelegter grüner Pfeffer, 4 Kartoffeln

Den Fisch waschen und gründlich abtupfen. Anschließend mit Zitronensaft beträufeln und mit Salz und Pfeffer würzen. Petersilie waschen und fein hacken.

Die Seezungenfilets von jeder Seite zwei bis drei Minuten in etwas Öl anbraten.

Die Butter für die Soße in einem Topf schmelzen und zusammen mit dem Orangensaft, in den man zuvor die Speisestärke gerührt hat, eine Minute offen köcheln lassen. Mit Salz abschmecken. Den grünen Pfeffer mit der Gabel leicht zerdrücken und in die Soße geben.

Die Filets auf vorgewärmten Tellern anrichten und mit der Soße übergießen. Zum Schluss mit der frischen Petersilie bestreuen. Dazu Pellkartoffeln.

Pikantes Putengulasch

200 g Putenbrust, 2 EL Traubenkernöl, 2 Paprikaschoten, 3 Tomaten (vollreif), Pfeffer, ½ TL Paprika edelsüß, ½ TL Sambal Oelek, Salz, ¼ l aufgelöste Gemüsebrühe, 1 TL Butter, Ciabatta-Brot

Das Putenfleisch in mundgerechte Stücke schneiden und in Öl leicht anbräunen. Die gewaschenen Paprika in kleine Streifen schneiden. Die Tomaten mit kochendem Wasser übergießen, enthäuten und in Würfel schneiden.

Alles zu dem angebratenen Fleisch geben und kräftig mit Pfeffer, Paprika, Sambal Oelek und ein wenig Salz abschmecken. Nach ungefähr sieben bis zehn Minuten auf kleiner Flamme die Gemüsebrühe hinzugeben und das Ganze auf der ausgeschalteten Herdplatte ziehen lassen.

Zum Schluss die Butter unterrühren und das Gulasch zusammen mit frischem Ciabatta-Brot servieren.

Farfalle mit Thaipilzen

Nudeln aufsetzen und »al dente« kochen. Währenddessen Petersilie klein hacken. Pilze putzen und waschen. Dann die Stiele fein hacken aber die Hüte ganz lassen. Knoblauchzehen schälen und zusammen mit dem Öl unter ständigem Rühren in einer Pfanne erhitzen. Wenn sie etwas Farbe angenommen haben, aus der Pfanne nehmen. Pilzhüte und die gehackten Stiele ins Fett geben und so lange scharf anbraten, bis die austretende Flüssigkeit eingekocht ist. Thymian waschen, die Blättchen abzupfen und zu den Pilzen geben. Mit Pfeffer und Salz würzen und mit etwas Zitronensaft beträufeln. Vor dem Servieren kurz aufkochen lassen, mit Weißwein ablöschen, dann die Nudeln und die Petersilie untermischen.

200 g Farfalle, 1 Bund Petersilie, 300 g Shiitake-Pilze, 2 Knoblauchzehen, 3 EL Sonnenblumenöl, 3 Zweige frischer oder 1 TL getrockneter Thymian, frisch gemahlener schwarzer Pfeffer, Salz, 1 EL Zitronensaft, ein halbes Glas Weißwein

Provenzalische Kürbissuppe

Das entkernte Kürbis-Fruchtfleisch grob hacken, mit den geschnittenen Zwiebeln, gehacktem Knoblauch und fein gewürfeltem Apfel in Butter hell anschwitzen. Mit etwas Cidre ablöschen und reduzieren bis die Kürbismasse glaciert ist. Dann noch einmal ablöschen, reduzieren und restlichen Cidre zusammen mit der Gemüsebrühe zufügen. Ca. 15 Min. leicht köcheln lassen, dann mit dem Stabmixer pürieren. Créme fraîche dazugeben, kurz aufschlagen und die Kresse mit den Gewürzen untermischen.

300 g Kürbisfleisch, 1 Zwiebel, 1 Knoblauchzehe, 1 Apfel, Butter, ¼ l Cidre, 0,2 l Gemüsebrühe, 0,2 l Créme fraîche, Gartenkresse, Salz, weißer Pfeffer, Muskatnuss

Amaranth-Gemüsepfanne

Amaranth in Butter und Olivenöl 5 Minuten anbraten. Gemüsebrühe hinzugeben und 45 Minuten zugedeckt leicht kochen lassen.

Möhren und Porree putzen und klein schneiden und zum Amaranth geben und weitere 10 Minuten garen. Mit Zitronenschale, Salz und Pfeffer würzen. Die Walnusskerne grob, die Petersilie fein hacken und unterheben.

150 g Amaranth, 20 g Butter, 3 EL Olivenöl, ½ l Gemüsebrühe, 150 g Möhren, 200 g Porree, 1 TL abgeriebene Zitronenschale, Kräutersalz, grüner Pfeffer, 50 g Walnusskerne, ½ Bund Petersilie

Gebratener Tofu auf marinierten Möhren

Reis mit der doppelten Menge Salzwasser aufkochen und zugedeckt bei geringer Hitze quellen lassen. Orange auspressen und den Saft zusam-

(Zutaten auf der nächsten Seite)

100 g Vollkornreis, Salz, 1 Orange, 6 EL Gemüsebrühe, 2 EL Sojasoße, 2 Messerspitzen Sambal Brandal, 1 Stück frischer geriebener Ingwer, 6 Möhren, 1 große Portion Blattsalat, 250 g Tofu, 1 TL Sojaöl, 1 TL Sesamkörner, 1 Bund frischer Koriander

men mit der Gemüsebrühe, Sojasoße, Sambal und dem geriebenen Ingwer in einem Suppenteller verrühren. Die Möhren in dünnen Scheiben hineinraspeln und ¼ Stunde ziehen lassen. Den Salat in dünnen Streifen auf einen großen Teller legen. Tofu in zehn bis zwölf Streifen schneiden und in heißem Öl anbraten. Inzwischen die Möhrenscheiben aus der Marinade nehmen und auf dem Salat verteilen. Die Marinade in die Pfanne gießen, kurz aufkochen und über die Möhren geben. Sesam kurz in einer heißen Pfanne ohne Fett anrösten und zusammen mit dem gehackten Koriander über das Gericht streuen. Dazu den Reis reichen.

Gemüse-Burger

1 TL Sonnenblumenkerne, ½ Zwiebel, 1 Möhre, 1 Zucchini, 25 g Hartkäse (z.B. Manchego), 1 TL Olivenöl zum Anbraten, 75 g Haferflocken, ½ TL Oregano, 1 Ei, Salz, Pfeffer, 2 EL Vollkornmehl, 3 TL Sonnenblumenöl

Die Sonnenblumenkerne ohne Öl in der Pfanne rösten, aber nicht anbrennen lassen und danach in ein Schälchen legen.
Zwiebel und Möhren schälen und – ebenso wie die Zucchini – raspeln. Käse reiben. I TL Olivenöl in der Pfanne erhitzen und die Zwiebelraspel unter Rühren glasig schmoren. Möhren und Zucchini dazugeben und weitere 2 Minuten anbraten. Die Pfanne vom Herd nehmen und die Sonnenblumenkerne zusammen mit dem Käse und den Haferflocken unter das Gemüse mischen. Anschließend Oregano, das Ei, Salz und Pfeffer zufügen, alles gut vermischen und eine Stunde im Kühlschrank kühlen. Die Gemüsemasse wird danach in 4 Portionen geteilt, zu je einem Bällchen geformt und im Mehl gewälzt. Das Sonnenblumenöl in der Pfanne erhitzen und die Gemüseburger von beiden Seiten 5 Minuten braten.

Bulgur-Risotto mit Champignons

2 EL Olivenöl, 1 Knoblauchzehe, 1 Karotte, 100 g Lauch, 1 Stiel Stangensellerie, Salz, 2 EL Petersilie, 250 g Champignons, 100 g Bulgur, 200–250 ml Gemüsebrühe, 1 Lorbeerblatt, ½ TL Thymian, Pfeffer, 1 Tomate, 40 g geriebener Parmesan

Olivenöl in einer großen Pfanne erhitzen und den fein gehackten Knoblauch darin kurz anbraten. Gewürfelte Karotte, fein geschnittenen Lauch und Selleriewürfel dazugeben. Das Ganze leicht salzen und unter Rühren zwei Minuten anbraten. Petersilie und in Scheiben geschnittene Champignons hinzufügen und unter Wenden I Minute anbraten. Bulgur untermischen, 200 ml Gemüsebrühe aufgießen, mit Lorbeer, Thymian und Pfeffer würzen. Das Risotto aufkochen und zugedeckt 10 Minuten köcheln lassen. Wenn nötig noch etwas Gemüsebrühe nachgießen. Risotto vom Herd nehmen und noch 5 Minuten nachquellen lassen, bis der Bulgur ganz weich ist. Tomatenwürfel und die Hälfte des Parmesans untermischen, den restlichen Parmesan dazu reichen.

Gratinierte Dinkelcrêpes mit Austernpilzen

Das Mehl zusammen mit der Milch, dem Ei, einer Prise Salz und Muskat gut verrühren und den Teig zu 4 Crêpes ausrollen. Die Crêpes in einer Pfanne mit Palmfett dünn backen und auskühlen lassen.
Die Zwiebel in Würfel schneiden, in Olivenöl anschwitzen. Klein gewürfeltes Gemüse dazugeben, abschmecken, 50 ml Sahne dazugeben. Die klein geschnittenen Austernpilze dazugeben, alles zusammen weich dünsten und nach dem Abkühlen auf die vier Crêpes verteilen. Pro Portion je 2 Crêpes zu einer Tasche zusammenschlagen und auf zwei feuerfeste Teller verteilen. Den Weißwein zusammen mit der restlichen Sahne und dem Gorgonzola in einem Topf unter ständigem Rühren leicht einkochen lassen und anschließend die klein gehackte Petersilie dazugeben.
Die Crêpes mit der Käse-Sauce übergießen und im vorgeheizten Backofen ca. 45 Minuten bei 180° gratinieren.

5 EL Dinkelvollkornmehl, 2 EL Milch, 1 Ei, Meersalz, Muskat, 1 TL Palmfett, 1 kleine Zwiebel, 2 EL Olivenöl, 1 Lauch, 1 kleine Zucchini, 1 Karotte, ½ Kohlrabi, 250 ml Sahne, 200 g Austernpilze, 125 ml Weißwein, 50 g Gorgonzola, 1 Bund Petersilie

Gemüse-Couscous

Gemüse waschen und klein schneiden. Zwiebeln und Knoblauch schälen, in kleine Stückchen hacken und zusammen mit der Aubergine und den Zucchinis kurz und kräftig in Öl anbraten. Mit Salz und Pfeffer abschmecken.
Tomatensaft und Wasser zum Gemüse gießen und Couscous bei kleiner Hitze ca. 20 Minuten darin garen lassen. Fünf Minuten vor Ende der Garzeit die Tomaten hinzugeben und kurz vor dem Servieren die Sahne unterrühren.

250 g Tomaten, 250 g Zucchini, 1 kleine Aubergine, 1 Zwiebel, 1 Knoblauchzehe, 2 EL Traubenkernöl, Kräutersalz, frisch gemahlener schwarzer Pfeffer, 1 Glas Tomatensaft, ½ l Wasser, 150 g Couscous-Grieß, 150 ml Sahne

Ofenkartoffeln
mit Avocado-Wildkräuter-Dressing

Die gewaschenen, halbierten Frühkartoffeln mit Schale auf einem geöltem Backblech im Ofen knusprig backen.
Für die Sauce die Avocado schälen, entkernen und pürieren, Zitronensaft, Kräuter, Rucola, Brunnenkresse, Bärlauch und Sauerampfer fein hacken und unterheben. Den Schlagrahm unterrühren, mit Meersalz und weißem Pfeffer abschmecken.
Kartoffeln auf zwei Teller verteilen und mit Dressing anrichten. Mit fein geschnittenen Schalotten bestreuen und mit Tomatenscheiben garnieren.

500 g mittelgroße Frühkartoffeln, 1 große, reife Avocado, 2 EL frisch gepressten Zitronensaft, 1 Bund frische Kräuter (Lavendel, Borretsch, Thymian, Basilikum, Dill, Petersilie, Zitronenmelisse, Rosmarin), 25 g Rucola, 25 g Brunnenkresse, 25 g Bärlauch, 25 g Sauerampfer, 75 ml Schlagrahm, Meersalz, gemahlener weißer Pfeffer, 4 Schalotten, 2 Tomaten

1 mittlere Knolle Rote Bete, 1 kleiner Brokkoli, Öl, ¼ Tasse Gemüsebrühe, ½ TL Balsamico, etwas Ahornsirup, Ingwer, Salz, ½ TL Soja-Soße; dazu: Basmati-Reis

Brokkoli Süß-Sauer

Im Wok oder einer beschichteten Pfanne etwas Öl erhitzen. Zuerst die gewürfelte Rote Bete hineingeben und unter schnellen Bewegungen bei größter Hitze scharf anbraten. Kurz darauf die halbierten Brokkoli-Röschen zugeben und zügig weiter scharf anbraten. Darauf achten, immer schnell zu wenden, damit nichts anbrennt. Mit einer viertel Tasse Gemüsebrühe ablöschen.

Gut durchrühren, den Herd auf halbe Hitze herunterdrehen und das Gemüse zugedeckt köcheln lassen, bis es fast gar ist. Dabei immer wieder umrühren und wenden. Balsamico und ein klein wenig Ahornsirup einrühren. Nach Geschmack mit Ingwer, Salz und Sojasoße würzen. Den Deckel entfernen und das Wasser bei großer Hitze wegkochen lassen, dabei das Gemüse flink wenden. Schmeckt köstlich mit Basmati-Reis.

40 g Dinkel (fein gemahlen), 125 ml Mineralwasser, 2 Eier, 40 g Butter, 1 TL Meersalz, 1 TL Thymian, 1 MS Cayennepfeffer, 1 rote Paprikaschote, 2 Knoblauchzehen, 1 Schalotte, 9 EL Radieschensprossen (aus 3 EL Samen), 2 EL Olivenöl, Kräuterquark nach Belieben

Paprikatortillas mit Sprossen

Das Dinkelmehl mit dem Mineralwasser verrühren und 20 Minuten quellen lassen. Die Eier, 20 g zerlassene Butter, Salz, Thymian und Pfeffer einrühren. Die Paprikaschote, Knoblauchzehen und die Schalotte fein würfeln und in der restlichen Butter zusammen mit den Radieschensprossen andünsten. Das Gemüse mit der Tortillamasse verrühren und esslöffelweise in eine Pfanne mit heißem Olivenöl geben.

Jede Seite der Tortillas zwei bis drei Minuten backen und nach Belieben mit Kräuterquark servieren.

200 g Räuchertofu, 2 TL Sonnenblumenöl, 2 Zwiebeln, 400 g Spinat, Jodsalz, schwarzer Pfeffer, Paprika edelsüß, 100 g geriebener Cheddar, 2 EL Créme fraîche, 1 Knoblauchzehe

Spinat-Gratin

Den Räuchertofu klein schneiden und im heißen Öl goldig braun anbraten. Zwiebel würfeln und mitbraten. Spinat tropfnass zugeben und zusammenfallen lassen. Mit Salz, Pfeffer und Paprika kräftig abschmecken, in eine Auflaufform geben.

Den Käse, Créme fraîche und fein gehackten Knoblauch verrühren, pfeffern und über den Spinat geben. Bei 180 Grad ca. 10 Minuten gratinieren.

200 g Putenschnitzel, 1 Zwiebel, 1 Knoblauchzehe, 2 EL Öl, 1 EL Tomatenmark, ½ TL Paprika-

Scharfes Putencurry

Das Geflügelfleisch in kleine Scheiben schneiden. Die Zwiebel und die Knoblauchzehe schälen und fein hacken. Das Öl in einer großen Pfanne oder dem Wok erhitzen und die Zwiebel und den Knoblauch darin glasig braten. Das Fleisch zugeben und unter Wenden leicht anbräunen. Das Tomatenmark, Paprikapulver, Curry und die Kräuter dazurühren und zwei Minuten durchschmoren lassen. Die Gemüsebrühe zugießen und alles 20 Minuten bei mittlerer Hitze kochen. Bambussprossen zugeben und weitere 15 Minuten köcheln lassen. Die Tomaten überbrühen, häuten und zerkleinern und zusammen mit den Krabben in die Pfanne geben und fünf Minuten mit erhitzen. Das Gericht mit Salz, Pfeffer und einem Spritzer Angostura Bitter abschmecken. Dazu schmeckt Basmati-Reis besonders gut.

pulver (edelsüß), ½ TL Madras Curry, ½ TL Basilikum (gerebelt), ½ TL Oregano (gerebelt), ¼ l Gemüsebrühe, 200 g Bambussprossen, 2 Tomaten, 100 g Krabben, Salz, weißer Pfeffer, Angostura Bitter

Shiitake-Pilze mit Avocado

Die Shiitake-Pilze unter kaltem Wasser säubern und die Stiele entfernen. Pilze in kleine Scheiben schneiden und in Olivenöl erhitzen. Die in kleine Scheiben geschnittenen Knoblauchzehen zusammen mit etwas Salz und der in Scheiben geschnittenen Avocado dazugeben und unter ständigem Wenden vorsichtig dünsten. Zum Schluss mit den fein gehackten Kräutern vermischen und über die gekochten Rigatoni geben. Mit etwas Parmesan bestreuen.

500 g frische Shiitake-Pilze, 5 EL Olivenöl, 4 Knoblauchzehen, Salz, 1 Avocado, möglichst unreif, 1 Bund Petersilie, 1 Bund Thymian, 3 Stängel Rosmarin, 250 g Rigatoni, Parmesan

Südtiroler Schlemmerpfanne

Die gewaschenen und gut getrockneten Hähnchenbrustfilets mit Kräutersalz, Pfeffer, Paprika und Majoran würzen. Die Knoblauchzehe fein hacken und zusammen mit dem Butterschmalz und dem Fleisch kurz scharf anbraten. Die Zwiebel schälen und in feine Scheiben schneiden. Die Paprikaschoten halbieren, entkernen und ebenfalls in dünne Streifen schneiden. Den Weißwein zusammen mit dem Gemüse zu den Filets geben und mit geschlossenem Deckel 5 Minuten köcheln lassen. Anschließend den Schnittlauch in die Soße geben und mit Kreuzkümmel, Cayennepfeffer, Sojasoße, Salz und Pfeffer kräftig abschmecken. Den Mozzarella in feinen Scheiben über das Fleisch geben, zerlaufen lassen und das Ganze mit einem Baguette servieren.

2 Hähnchenbrustfilets, Kräutersalz, Pfeffer, ½ TL Paprikapulver, ½ TL Majoranpulver, 1 Knoblauchzehe, 1 TL Butterschmalz, 1 Zwiebel, 2 Paprikaschoten (rot und grün), 2 EL Weißwein, 4 TL klein gehackter Schnittlauch, Kreuzkümmel, Cayennepfeffer, 1 EL Sojasoße, 100 g Mozzarella, Baguette

Tomaten-Quiche mit Anchovis

Mehl, Butter und Wasser zu einem Teig zusammenrühren, bis eine bröselige Masse entsteht, die dann mit den Händen durchgeknetet wird. Etwas Mehl auf eine glatte Unterlage streuen und den Teig darauf flach ausrollen. Mit dem Teig eine runde Backform auslegen und mit einer Gabel einstechen. Im vorgeheizten Ofen bei 180 Grad ca. 15 Minuten backen.

60 g Vollkornmehl, 25 g Butter, 1 EL kaltes Wasser, 250 g Tomaten, 1 kleine Zwiebel, 1 Knoblauchzehe, 2 frische Salbeiblättchen, 1 Ei, ca. 60 ml sü-

ße Sahne, Salz, Pfeffer, 25 g Anchovis, schwarze Oliven

Die Tomatenscheiben auf den fertig gebackenen Teigboden geben und mit Zwiebelringen, gehacktem Knoblauch und fein geschnittenem Salbei bestreuen. Das Ei mit der Sahne verschlagen, mit Salz und Pfeffer würzen. Die Ei-Sahne-Mischung über die Tomaten geben und das Ganze ca. 45 Minuten bei 180 Grad backen. Garnieren mit Anchovis und Oliven.

Überbackene Ratatouille

1 rote Paprikaschote, 1 grüne Paprikaschote, 1 kleine Aubergine, 2 Zucchini, 4 Tomaten, 1 große Zwiebel, 2 Knoblauchzehen, 2 EL Olivenöl, 2 Zweige Rosmarin, 4 Stiele Thymian, ½ l Gemüsebrühe, Jodsalz, frisch gemahlener schwarzer Pfeffer, 2 Eier, 80 g geriebener Emmentaler

Paprika in Streifen schneiden, die Aubergine und Zucchini halbieren und in Scheiben schneiden. Die Tomaten achteln, Zwiebel würfeln und den Knoblauch fein zerhacken. Die Zwiebel zusammen mit dem Knoblauch und dem klein gehackten Rosmarin und Thymian im heißen Öl glasig dünsten. Danach das Gemüse zugeben, kurz anbraten und mit der Brühe löschen. Das Ganze zugedeckt ca. 10 Minuten garen lassen. Abschmecken mit Salz und Pfeffer. Ei und Käse darauf geben und zugedeckt stocken lassen.

Vollkorn-Risotto

1 geschälte und gehackte Frühlingszwiebel, 200 g Vollkornreis, 50 ml trockener Weißwein, 650 ml Gemüsebrühe, 125 g fester Schafskäse, 1 Schale Brunnenkresse, 150 g Tomaten, 15 g Butter, 2 EL Olivenöl, Salz, weißer Pfeffer

Zwiebel in 1 EL Öl glasig dünsten, Reis zufügen und einige Sekunden unter ständigem Rühren anbraten. Wein und ⅓ Brühe zugießen, aufkochen und zugedeckt bei schwacher Hitze 25 Minuten garen. 25 g Käse zerkrümeln, den Rest in Würfel schneiden. Die Kresse waschen, trocknen und klein hacken. Tomaten schälen und würfeln. Zerkrümelten Käse, Tomatenwürfel und restliche Brühe unter den Reis mischen. Bei mittlerer Hitze Reis fertig garen. Käsewürfel in 1 EL Öl braten. Risotto mit Kresse und Butter vermischen, nach Belieben würzen und mit den Käsewürfeln garnieren.

Gratinierter Roquefort-Fenchel

2 Fenchelknollen ca. 500 g, 40 g Roquefort, 1 EL Vollkornmehl, 2 EL Milch, Salz, schwarzer Pfeffer, Muskatnuss, 1 EL Sesamkörner, 1 MS Paprikapulver, 1 EL Olivenöl; dazu: Vollkornreis

Die Fenchelknollen waschen, der Länge nach halbieren und in etwas Salzwasser 15–20 Minuten bissfest dünsten. Den Roquefort-Käse mit der Gabel zerdrücken und mit Mehl und Milch vermischen.
Die gegarten Fenchelhälften etwas abtropfen lassen und mit Salz, Pfeffer und Muskatnuss würzen. Die Fenchelhälften mit der Käsemasse bestreichen und mit Sesam und Paprikapulver bestreuen.
Fenchel auf ein geöltes Backblech setzen und ca. 10–15 Minuten bei 200 Grad überbacken. Dazu passt Vollkornreis und Tomatensoße.

Powersnacks für zwischendurch

Viele Ernährungswissenschaftler empfehlen heute, täglich mehrere kleine Mahlzeiten zu sich zu nehmen statt drei große. Durch die kürzeren Abstände zwischen den Mahlzeiten wird der Körper so den ganzen Tag über mit allen wichtigen Vitalstoffen versorgt.

Nicht alle Experten vertreten die »Mehrmals-am-Tag-Regel« und letztendlich können nur Sie selbst herausfinden, ob diese Ernährungsweise zu Ihnen passt. Was aber Dinner-Cancelling-Tage betrifft – hier machen kleine Zwischenmahlzeiten sehr wohl einen Sinn. Vor allem am Nachmittag ist eine zusätzliche kleine Mahlzeit wichtig: Wenn Sie nach dem Mittagessen nichts mehr zu sich nehmen, können Sie leicht in ein Leistungstief fallen, denn der Tag dauert dann schließlich noch viele Stunden.

Gönnen Sie sich daher unbedingt noch einen »17-Uhr-Snack« und schließen Sie erst danach die Küche. Auf diese Weise stellen Sie sicher, dass Sie bis zum Ende des Tages noch jede Menge Energie haben. Davon abgesehen vermeiden Sie so auch abendliche Heißhungerattacken.

Schon eine Hand voll Obst oder Trockenfrüchte oder eine kleine Portion Rohkost genügen, um Sie nicht nur körperlich, sondern auch seelisch und geistig mit Energie zu versorgen. Wenn Sie jedoch etwas mehr Wert auf kulinarischere Genüsse legen, liegen Sie mit den folgenden Rezepten für kleine Powersnacks genau richtig.

Avocado-Petersilien-Dip mit Vollkornbrot

Mit der geschälten Knoblauchzehe einen Teller ausreiben. Die Avocado halbieren, das Fruchtfleisch mit einem Löffel herausheben und mit einer Gabel fein zerdrücken. Mit der fein geschnittenen Petersilie, etwas Limettensaft und Frischkäse im Knoblauchteller verrühren. Mit Salz und Pfeffer abschmecken. Avocado-Dip auf das Brot streichen. Paprika in Streifen schneiden und dazu essen.

1 Knoblauchzehe, 1 reife Avocado, ½ Bund glatte Petersilie, 2 TL Limettensaft, 2 EL Buttermilch-Frischkäse, Meersalz, schwarzer Pfeffer, 2 Scheiben Weizenvollkornbrot, 2 gelbe Paprikaschoten

Mexikanische Tacos mit Salat

Rucola waschen und trocknen, Paprika in Streifen, Äpfel in Würfel schneiden und mit Zitronensaft beträufeln. Oliven in Ringe schneiden, den Schnittlauch fein hacken. Käse würfeln. Öl und Essig verrühren und mit Salz und Pfeffer würzen. Alle Zutaten mit dem Dressing mischen und den fertigen Salat in die Taco-Schalen füllen.

80 g Rucola, 1 rote Paprikaschote, 2 kleine Äpfel, Zitronensaft, 10 gefüllte Oliven, Schnittlauch, 2 dünne Scheiben Manchego-Käse, 2 TL natives Olivenöl, 2 TL Balsamico, Jodsalz, Pfeffer, 2 Taco-Schalen

Zitrus-Quark mit Walnüssen

2 Orangen, 2 Pink Grapefruit, 250 g Magerquark, 2 EL Schlagsahne, 40 g Walnusskernhälften

Orangen und Grapefruits gründlich schälen, in Scheiben schneiden oder einzelne Segmente teilen. Den Saft dabei auffangen. Quark, Saft und Sahne verrühren und zusammen mit den Früchten und Walnusskernen anrichten.

Chicorée-Rucolasalat

2 knackige Chicorée, 1 Bund frischer Rucola, ½ Paket Feta, 250 ml Sahnejoghurt, 1 TL geschroteter Pfeffer, 2 Scheiben Vollkorntoast

Den Chicorée in kleine Röllchen schneiden und den Rucola klein schneiden. In einer Schüssel den Schafskäse in den Joghurt bröckeln, mit einer Gabel zerdrücken und grob verrühren. Pfeffer untermischen. Den Hauptteil vom Chicorée und Rucola in das Dressing geben und behutsam unterrühren. Den Rest vom Salat über den durchgerührten Salat streuen. Dazu schmeckt Vollkorntoast.

Frucht-Crostini (Abbildung gegenüber)

1 kleine Papaya, 50 g Lychees, 4 Kiwis, 2 TL Zitronensaft, 2–3 EL Ahornsirup, 1 Ciabatta-Brot, 100 g Buttermilch-Frischkäse

Papaya und Lychees schälen, Kerne bzw. Steine entfernen, Kiwis schälen und alles in sehr feine Würfel schneiden. Früchte mit Zitronensaft und Ahornsirup mischen. Ciabatta-Brot in Scheiben schneiden, mit Frischkäse bestreichen, mit dem Fruchtmix belegen und mit Kiwi-Scheiben garnieren.

Clubsandwich

320 g Hähnchenbrust ohne Haut (oder Putenbrust), Jodsalz, Pfeffer aus der Mühle, ½ TL Butterschmalz, 2 Tomaten, 6 Scheiben Weißbrot, 80 g Frischkäse, 6 Blätter Kopfsalat, 2 Spieße

Die Hähnchenbrust unter fließendem kalten Wasser abbrausen, trockentupfen und von beiden Seiten mit Salz und Pfeffer würzen. Butterschmalz erhitzen und die Hähnchenbrust rundherum scharf anbraten und auf Küchenkrepp abkühlen lassen. Tomaten in Scheiben schneiden. Weißbrot toasten und mit Frischkäse bestreichen. Je eine Toastscheibe mit Salatblättern und Tomatenscheiben belegen. Die Hähnchenbrust in Scheiben schneiden und die Hälfte davon ebenfalls auf dem Toast verteilen und mit dem anderen Toast bedecken. Auf der zweiten Lage den Rest der Salatblätter, Tomatenscheiben und Hähnchenbrust verteilen und mit den beiden verbleibenden Toastscheiben abdecken. Toasts zusammendrücken, mit einem scharfen Messer diagonal teilen und mit einem Spieß fixieren.

Avocadomilch

1 Avocado, 2 EL Ahornsirup, 1 EL Zitronensaft, ½ l Reisdrink (ersatzweise Milch), 2 TL geriebene Mandeln

Eine reife Avocado am Kern entlang aufschneiden, halbieren und das Fruchtfleisch herauslöffeln, in Stückchen schneiden und mit Ahornsirup

Zitronensaft und dem gut gekühlten Reisdrink (ersatzweise Milch) im Mixer pürieren. Mit geriebenen Mandeln bestreuen.

Dominosteine mit Frischkäse

Zwiebel schälen und fein würfeln. Kresse schneiden, Petersilie, Kerbel und Schnittlauch grob hacken. Oliven entsteinen. Frischkäse mit Sauerrahm verrühren, die Menge halbieren. Eine Hälfte mit Kräuter, Kresse und Zwiebeln gut vermengen und mit Jodsalz und Pfeffer würzen. Die zweite Hälfte mit Zwiebeln, Currypulver, Jodsalz und etwas Pfeffer würzen. Kerbel gut darunter mischen. Pumpernickel mit Kräuterfrischkäse bestreichen, mit Vollkornbrot abdecken, mit Curryfrischkäse einstreichen und mit Vollkornbrot zudecken, leicht andrücken. Würfel schneiden, mit Zahnstocher anstecken, schwarze Olive darauf stecken.

½ Zwiebel, 2 EL Kresse, 1 TL Petersilie, 1 EL Kerbel, 1 TL Schnittlauch, 9 schwarze Oliven, 120 g Frischkäse, 1 EL Sauerrahm, Jodsalz, Pfeffer, 1 TL Currypulver, 2 Scheiben Pumpernickel, 4 Scheiben Vollkornbrot

Californian Toast

Die Tomaten in kleine Würfel, die Frühlingszwiebeln in feine Ringe und das Avocadofleisch in Scheiben schneiden. Knoblauchzehe fein zerhacken. Die Tomatenwürfel, Frühlingszwiebeln, Knoblauch, Chili, Oregano und den Zitronensaft vermischen. Die Soße mit Salz abschmecken. To-

2 Tomaten, 2 Frühlingszwiebeln, 1 reife Avocado, 1 Knoblauchzehe, 1 Prise Chili, ¼ TL Oregano, 1 TL Zitronensaft, Salz,

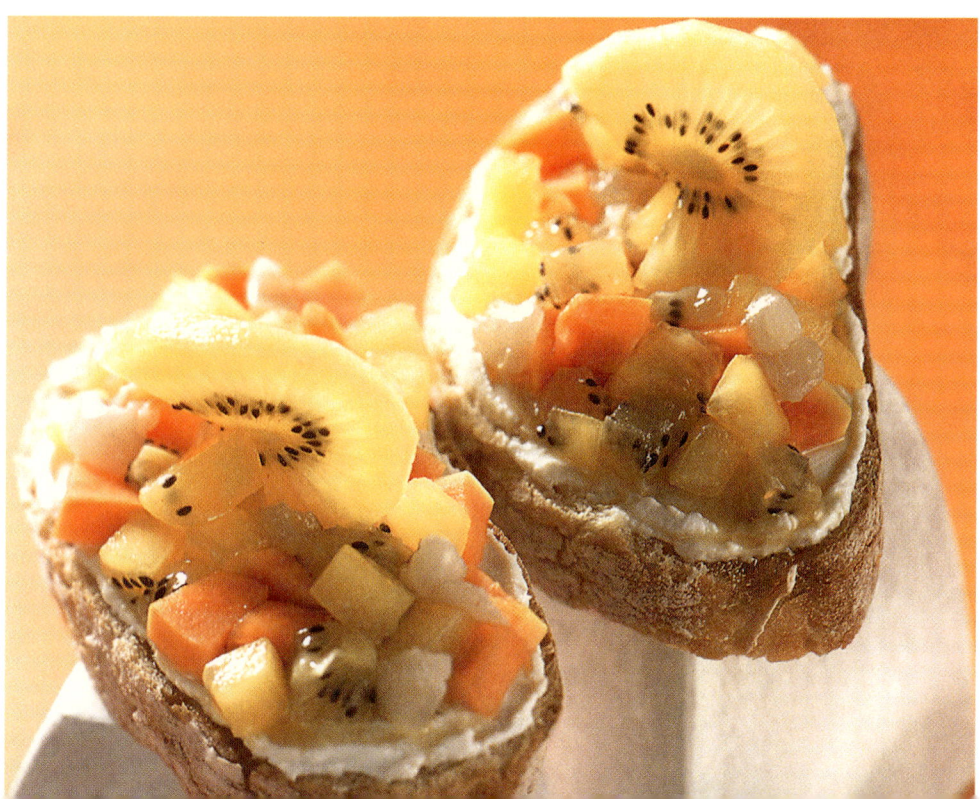

4 Scheiben Vollkorntoast, 2 TL Butter, 200 g junger Gouda, 4 Salatblätter

astbrote mit Butter bestreichen, den Käse darauf verteilen und die Toasts im vorgeheizten Ofen bei mittlerer Hitze 6 Minuten überbacken. Die überbackenen Toasts mit Salatblättern und Avocadoscheiben belegen, die Tomatensoße darüber verteilen und servieren.

2 Birnen, Zitronensaft, 50 g weicher Gorgonzola, 40 g Quark, Salz, Pfeffer, Walnusskerne

Gorgonzola-Birne

Birnen halbieren, Kerngehäuse entfernen, mit Zitronensaft beträufeln und kühl stellen. Gorgonzola zerdrücken, den Quark untermischen und mit Salz und Pfeffer abschmecken. Käsecreme im Birnenhälften füllen und mit Walnüssen garnieren.

100 g Rose-Champignons, 100 g Austernpilze, 4 TL Zitronensaft, 60 g Camembert, glatte Petersilie, 6 TL Balsamico, 2 TL natives Olivenöl, Kräutersalz, Pfeffer, 1 TL Senf, frisches Basilikum, rote Pfefferkörner, 4 Scheiben Vollkornbaguette, 2 TL Halbfettbutter

Kräuter-Pilz-Carpaccio

Pilze putzen, in feine Scheiben schneiden, mit Zitronensaft beträufeln und auf einem Teller anrichten. Käsestückchen darauf geben. Petersilie fein hacken, mit Essig, Öl, Salz, Pfeffer und Senf verrühren. Pilze und Käse damit beträufeln, 15 Minuten ziehen lassen, mit frischem Basilikum und Pfeffer bestreuen. Dazu Baguette mit Butter.

300 g Chinakohl, 1 TL Selleriesalz, 2 EL Olivenöl, 1 TL Balsamico, ½ TL Senf, ½ reife Honig-Melone

Melonensalat mit Chinakohl

Den Chinakohl in sehr feine Streifen schneiden, in einer Schüssel mit dem Salz durchkneten und 10 Minuten stehen lassen. In der Salatschüssel Öl, Essig und Senf verrühren. Das Fruchtfleisch der Melone fein würfeln und mit der Salatsoße vermengen. Chinakohl dazugeben und nochmals durchmischen.

½ Kohlrabi, 4 Karotten, 1 Zucchini, ½ Zitrone, 10 Blatt Rucola, ¼ Zwiebel, 1 Knoblauchzehe, 1 Strauß Kerbel, ½ Bund Schnittlauch, 2 Becher Joghurt, 1 EL Frischkäse, 1 Schale frische Kresse, ½ TL Senf, ½ TL Meerrettich, Jodsalz, Pfeffer

Gemüsestäbchen mit Kressedip

Kohlrabi, Karotten schälen und Zucchini säubern. Gemüse in Stäbchen schneiden. Rucola waschen und trocknen. Geschälte Zwiebel, Knoblauch, Kerbel, Rucola und Schnittlauch fein schneiden. Für den Dip Joghurt, Frischkäse, Kerbel und Kresse mischen. Meerrettich, fein gehackte Zwiebel, zerkleinerten Knoblauch, Rucola und geschnittenen Schnittlauch dazugeben. Mit Zitronensaft, Jodsalz und Pfeffer abschmecken.

1 Paprika, 1 Stange Sellerie, 100 g Feldsalat, ½ Avocado, 1 Dose Kidney-Bohnen,

Mexicana-Salat

Die Paprika und Sellerie waschen und klein schneiden. Feldsalat putzen, Avocado in Streifen schneiden. Das Gemüse mit den Kidney-Bohnen vermischen und die Avocado-Streifen rundherum garnieren. Dressing aus Zitronensaft, Honig, Öl, Salz und Pfeffer anrühren und darüber träufeln. Mit geschnittenem Schnittlauch bestreuen, dazu Toast.

1 EL Zitronensaft, 2 TL Honig, Olivenöl, Meersalz, Pfeffer, Schnittlauch, 2 Scheiben Toast

Frischer Sommersalat

Das Gemüse waschen und putzen. Paprika in Streifen, Bleichsellerie und Fenchel in Stücke, die Radieschen in Scheiben und die Tomaten in Achtel schneiden und in einer Schüssel vermengen. Das Brot toasten, in Würfel schneiden und über den Salat geben. Mit Eierscheiben garnieren. Aus Joghurt und dem Zitronensaft ein Dressing zubereiten, mit Kräutern und Gewürzen abschmecken und über den Salat geben.

150 g Feldsalat, 1 gelbe Paprikaschote, 2 Tomaten, einige Radieschen, 2 Stängel Bleichsellerie, 1 Fenchelknolle, 1 Scheibe Weißbrot, 1 hart gekochtes Ei, 100 g fettarmer Joghurt, 2 EL Zitronensaft, Schnittlauch, Petersilie Salz, Pfeffer

Bohnen-Dip mit Gemüse-Sticks

Limette auspressen und den Saft mit den Bohnen pürieren. Knoblauch, Lauchzwiebel und Petersilie fein hacken, mit den pürierten Bohnen verrühren und pikant würzen. Das Gemüse putzen, klein schneiden und mit dem Dip essen.

1 Limette, 1 Dose weiße Bohnen, 1 Knoblauchzehe, 2 Lauchzwiebeln, glatte Petersilie, Jodsalz, Tabasco, 6 Radieschen, 2 Paprika, ½ Salatgurke

Staudenselleriesalat mit Cashewnüssen

Den Staudensellerie in schmale Streifen schneiden, Äpfel würfeln und die Banane in Scheiben schneiden. Die Petersilie klein schneiden und die Nüsse fein zerhacken. Alle Salatzutaten in eine Schüssel geben, mit Kräutersalz, Limettensaft und der Petersilie gut vermischen. Mit einem EL Distelöl abrunden.

1 kleiner Staudensellerie, 2 würzige Äpfel, 1 Banane, ½ Bund Petersilie, 150–200 g Cashewnüsse, Kräutersalz, Saft von 1–2 Limetten, 1 EL Distelöl

Tomaten-Dip

Quark und Tomatenmark verrühren. Mit Meersalz, Pfeffer und einem Spritzer Zitronensaft abschmecken. Eignet sich sehr gut zum Dippen von Rohkost wie Karotten, Gurken, Staudensellerie.

120 g Quark, 2 EL Tomatenmark, Meersalz, Pfeffer, Zitronensaft

Champignon-Käse-Carpaccio

Limettensaft, Salz, Pfeffer, Kreuzkümmel und Joghurt gründlich verrühren. Pilze putzen, in dünne Scheiben schneiden und auf einem Teller anrichten. Mit dem Limettendressing beträufeln. Käse darüber hobeln. Tomaten fein würfeln. Zusammen mit Kresse und Basilikum auf dem Carpaccio anrichten. Dazu Brot nach Wahl.

1 EL Limettensaft, Jodsalz, Pfeffer, Kreuzkümmel, 2 EL fettarmer Joghurt, 100 g Champignons, 80 g Parmesan im Stück, 2 Tomaten, ½ Beet Kresse, ½ Topf Basilikum, 1 Scheibe Vollkorn- oder Nussbrot

Wellness-Tipps rund um die Dinner-Cancelling-Strategie

Nachdem Sie nun alles darüber wissen, wie Dinner-Cancelling Ihr Leben verändern kann und wie Sie diese einfache Methode in die Praxis umsetzen, möchte ich Ihnen noch einige Tipps rund um die Dinner-Cancelling-Strategie geben.

So motivieren Sie sich

Dinner-Cancelling lädt Sie dazu ein, einen neuen Schritt zu wagen und sich von schädlichen Gewohnheiten zu befreien. Doch wenn Sie Ihre bisherige Lebensweise verändern wollen, brauchen Sie dazu auch die richtige Motivation!

Motivation: ein entscheidender Faktor, wenn es darum geht, schlechte Angewohnheiten aufzugeben.

Vielleicht haben Sie sich schon oft vorgenommen, sich Dinge abzugewöhnen, von denen Sie wissen, dass sie Ihre Gesundheit gefährden oder Ihnen kostbare Lebensenergie rauben. Ob Ihnen das gelungen ist oder nicht, ist letztlich eine Frage der Motivation. Sind Sie ausreichend motiviert, fällt es viel leichter, sich in Bewegung zu setzen und seine Ziele zu erreichen. Doch wie geht das – sich motivieren? Ganz einfach: Mit den folgenden fünf kleinen Erfolgs-Strategien werden Sie Ihre Motivation regelrecht beflügeln:

1. Entscheiden Sie sich!

Wenn Sie mit Dinner-Cancelling Erfolge haben möchten, besteht der erste Schritt darin, dass Sie sich ganz bewusst dazu entscheiden. Dazu sollten Sie sich vor Augen führen, dass Sie nicht so weitermachen wollen wie bisher, sondern versuchen möchten, einmal einen ganz neuen Weg einzuschlagen. Vieles von dem, was nach Entscheidung klingt, hat weniger mit wirklichen Entscheidungen als vielmehr mit Gedankenspielereien zu tun: »Vielleicht sollte ich in Zukunft weniger essen.« »Ich würde ja zu gerne ein paar Kilo abnehmen, aber ob ich das schaffe?« »Wenn ich mehr Zeit habe, werde ich es wohl mal mit der Dinner-Cancelling-Strategie probieren.«

All diese Gedankenspiele sind bestenfalls gute Vorsätze – aber eine Entscheidung sieht anders aus. In dem Moment, in dem Sie eine weit reichende Entscheidung fällen, haben Sie Ihr Leben bereits verändert. Wichtig ist dabei, dass Sie Ihre Ziele klar, positiv und kompromisslos formulieren – sich nicht ich »sollte«, »müsste« und auch keine »Wenn-Dann-Sätze« vorsagen, sondern:

Mit positiven Gedanken bekommen Sie leichte Selbstzweifel in den Griff!

»Ich werde sofort mit der Dinner-Cancelling-Strategie beginnen. Am Dienstag, Donnerstag und Sonntag werde ich nach 17 Uhr nichts mehr essen und nur noch Getränke zu mir nehmen. Ich werde diese Methode 3 Monate lang durchführen und mich dabei von nichts abhalten lassen!«

Auf diese Weise haben Sie eine bewusste, kraftvolle und ganz persönliche Entscheidung getroffen. Und damit Sie diese Entscheidung auch aus ganzem Herzen treffen können, sollten Sie sich die Vorteile, die damit für Sie verbunden sind, in aller Deutlichkeit bewusst machen.

2. Malen Sie sich eine rosa Zukunft aus!

Sie können Ihrer Motivation durch eine einfache Methode auf die Sprünge helfen: Stellen Sie sich das Ziel, das Sie sich erträumen, in den schönsten Farben vor. Lassen Sie in Ihrer Vorstellung ein Bild von sich selbst entstehen – stellen Sie sich vor, wie angenehm und wohltuend all die Veränderungen sein werden, die Sie durch Dinner-Cancelling erreichen können.

Kreieren Sie vor Ihrem inneren Auge das Bild von sich, das Sie anstreben.

Setzen Sie sich bequem auf ein Sofa, schließen Sie die Augen und lassen Sie vor Ihrem inneren Auge ein Bild von sich selbst entstehen. Versuchen Sie, zu erspüren, wie sich das anfühlt, wenn Sie all das abgelegt haben, was Sie schon so lange stört.

Stellen Sie sich z. B. vor, dass Sie endlich die Kleidung anziehen können, in der Sie sich gerne sehen würden, und wie Sie im Sommer auch im Badeanzug eine gute Figur machen. Oder, wie leicht und beweglich Ihr Körper sich anfühlt. Malen Sie sich aus, wie Sie Ihren Interessen voller Energie nachgehen können, wie leicht es Ihnen plötzlich fällt, aus dem Bett zu kommen. Jetzt, da Sie nicht mehr mit Erschöpfung und Burnout zu kämpfen haben, können Sie auf einmal entdecken, was wirklich wichtig für Sie ist und sich neuen Aufgaben widmen.

Lösen Sie sich in Gedanken von überflüssigen Pfunden, Stress, Müdigkeit und Lustlosigkeit!

Durch Dinner-Cancelling geben Sie Ihrem Organismus die Möglichkeit, seine Selbstheilungskräfte zu wecken und sein Gleichgewicht wiederherzustellen. Denken Sie daran, wie sich Ihre Organe durch das sanfte Abendfasten erholen.

> Wie auch immer Ihre Ziele aussehen – Sie erreichen sie am leichtesten
> dadurch, dass Sie sie sich in den schönsten Farben ausmalen.
> Und dazu sollten Sie ruhig ein wenig träumen und schwärmen, denn
> auf diese Weise programmieren Sie Ihr Unterbewusstsein auf Erfolg.

3. Es ist leicht!

Eines der größten Hindernisse auf dem Weg zum Erfolg besteht darin, dass wir glauben, unser Ziel sei schwer zu erreichen. Sätze wie: »Das schaffe ich nie«, »das ist viel zu schwer für mich«, »das ist bestimmt anstrengend« usw. sind die reinsten Motivationskiller!

Bestimmt ist es nicht leicht, eine klassische Fastenkur durchzuführen und ein oder zwei Wochen lang ganz auf feste Nahrung zu verzichten. Doch glauben Sie mir – Dinner-Cancelling ist wirklich eine sehr einfache Methode. Machen Sie sich bewusst, dass Sie dabei nichts Kompliziertes und schon gar nichts Übermenschliches tun müssen. Sie essen einfach an bestimmten Tagen nur bis 17 Uhr, trinken viel Wasser, etwas Lapachotee oder Molke – das ist alles.

Dinner-Cancelling ist ganz einfach und verlangt nicht viel von Ihnen – schrecken Sie nicht davor zurück und Sie werden sehen, wie leicht es Ihnen fällt.

Dinner-Cancelling ist leicht! Wenn Sie den ganzen Tag Vitalstoffe tanken, ist es überhaupt kein Problem, auf ein festes Abendessen zu verzichten. Selbst wenn Sie das täglich tun möchten (was ja gar nicht nötig ist), werden Sie dabei keinerlei Schwierigkeiten haben.

Dinner-Cancelling erfordert es nicht von Ihnen, dass Sie sich anstrengen oder die Zähne zusammenbeißen. Nur eins ist wichtig: Verabschieden Sie sich von der irrigen Vorstellung, dass der Mensch jeden Tag sein Abendbrot braucht!

> Sie leben nicht, um zu essen, sondern Sie essen, um zu leben.
> Und Sie werden besser leben, wenn Sie den kalorienreichen
> Versuchungen unserer Konsumgesellschaft bewusst widerstehen.
> Wer weniger isst, lebt nicht schlechter, sondern besser und länger!

4. Halten Sie zwei Wochen durch!

Gewohnheiten bestimmen unser Leben. Ob Sie Kaffee- oder Teetrinker sind, ob Sie regelmäßig zum Joggen gehen oder lieber vor dem Fernseher sitzen und ob Sie erst mit dem rechten oder linken Arm in Ihren Mantel schlüpfen – das alles sind nur Fragen der Gewohnheit.

Auch beim Essen spielen Gewohnheiten eine große Rolle. Dinner-Cancelling bietet Ihnen die wertvolle Möglichkeit, sich bewusster als bisher zu ernähren und sich dabei besser zu fühlen. Natürlich haben negative Gewohnheiten eine gewisse Macht, weil Sie wie alle Gewohnheiten automatisch ablaufen. Doch Gewohnheiten können durch andere ersetzt werden! Und Sie können selbst eingefleischte Gewohnheiten schneller über Bord werfen, als Sie denken.

Wenn Sie nur zwei Wochen investieren, um etwas anders zu machen als bisher, haben Sie schon einen ersten großen Schritt getan, der sich auch in Ihrem Denken und Fühlen speichert. Nehmen Sie sich daher fest vor, zwei Wochen durchzuhalten. Wenn Sie die Standard-Variante des Dinner-Cancelling ausprobieren möchten, bei der Sie zwei- bis dreimal in der Woche auf das Abendessen verzichten, sollten Sie sich zwei Wochen lang durch nichts und niemanden davon abbringen und keine Ausrede gelten lassen. Sie werden staunen, dass Dinner-Cancelling Ihnen bereits nach dieser kurzen Zeit zu einer neuen, lieb gewonnenen Gewohnheit geworden ist.

Nach zwei Wochen mit Dinner-Cancelling werden Sie bereits merken, wie schnell diese Veränderung zur neuen Gewohnheit werden kann.

Für Dinner-Cancelling gibt es so viele gute Gründe, dass Sie sich ganz leicht dazu motivieren können, diese Strategie einmal auszuprobieren. Und wenn Sie sich entschieden haben, dann halten Sie Ihren neu eingeschlagenen Weg zwei Wochen lang durch – so haben Sie den entscheidenden Schritt für eine bessere Gesundheit, mehr Lebenslust und Ihr Wunschgewicht schon getan. Und das richtige Rezept für eine langfristige Wellness-Methode kennen gelernt!

5. Halten Sie Ihre Erfolge schriftlich fest!

Legen Sie ein kleines Dinner-Cancelling-Tagebuch an. Indem Sie Ihre Erfolge schriftlich festhalten, können Sie Ihre Fortschritte bewusst verfolgen. Ein Notizblock und ein Stift – das ist alles, was Sie dafür brauchen. Wenn Sie damit beginnen, die Dinner-Cancelling-Strategie in die Tat umzusetzen, sollten Sie Ihr Ziel zunächst schriftlich fixieren. Achten Sie darauf, dass das Ziel realistisch und positiv formuliert ist, z.B.:

Schriftliche Vorsätze zu fassen und Erfolge zu notieren – das unterstützt Sie dabei, Ihre Ziele zu erreichen!

»Ich werde durch die Dinner-Cancelling-Strategie in 2 Monaten 10 Kilo abnehmen und dabei gleichzeitig meinen ganzen Körper innerlich reinigen.«
Sobald Sie Ihr Ziel formuliert haben, sollten Sie sich schriftlich verpflichten, es auch zu erreichen. Dazu genügt es, unter Ihren »Zielsatz« das Da-

tum und Ihre Unterschrift zu setzen. Indem Sie einen Vertrag mit sich selbst abschließen, verwandeln Sie einen »guten Vorsatz« in ein »festes Ziel«.

Sie können sich außerdem Ihre persönlichen Regeln für die Dinner-Cancelling-Strategie notieren: Tage, die Ihre Dinner-Cancelling-Tage sein werden, Lebensmittel, die Sie in Zukunft öfter in Ihren Speiseplan einbauen werden, Nahrungsmittel, auf die Sie weitest gehend verzichten möchten. Und Sie sollten Ihr Dinner-Cancelling-Tagebuch nutzen, um Ihre Erfahrungen und Fortschritte festzuhalten. Notieren Sie Ihre Gewichtsverluste, schreiben Sie auf, wie Sie sich fühlen und was sich verändert hat. Indem Sie Tagebuch führen, werden Ihnen viele Dinge noch bewusster und werden Sie nicht nur überzeugen, sondern auch immer wieder neu motivieren. Und gleichzeitig entsteht das gute Gefühl, dass Sie Ihren Weg selbst bestimmen und die Zügel fest in der Hand halten.

So vermeiden Sie Dinner-Cancelling-Probleme

Normalerweise bereitet Dinner-Cancelling selbst Anfängern keine Schwierigkeiten – und da diese Methode vollkommen unbedenklich ist und zumeist keine negativen Begleiterscheinungen auftreten, eignet sie sich für jeden (mit Ausnahme spezieller Kontraindikationen, die Sie auf S. 48 kennen gelernt haben).

Doch jeder Mensch kann natürlich individuell verschieden reagieren und daher möchte ich Sie auf mögliche Probleme aufmerksam machen, die beim Dinner-Cancelling nicht auszuschließen sind und gelegentlich auftreten können und Ihnen Strategien an die Hand geben, wie Sie mit Ihnen umgehen können.

Bei Hunger hilft trinken – vor allem warme Getränke sind dann empfehlenswert.

→ Hungergefühle: Menschen, die strenge Diäten durchführen, haben mit Hungergefühlen zu kämpfen. Das gilt vor allem für Null-Diäten, bei denen tagelang auf feste Nahrung verzichtet wird. Im Gegensatz dazu treten Hungergefühle beim Dinner-Cancelling – da für ausreichend Nährstoffe bis 17 Uhr gesorgt ist – nur sehr selten und wenn, dann meist nur bei jenen auf, die mit Dinner-Cancelling gerade erst anfangen.

Sollte einmal der Magen knurren, hilft trinken. Durch die Flüssigkeitszufuhr wird der Magen gedehnt und Hungersignale verebben. Vor allem warme Getränke stillen den Hunger schnell und wirkungsvoll. Gegen aufkommende Hungergefühle sollten Sie immer eine große Tasse Lapacho-tee griffbereit haben. Oder ein Glas warmes Wasser – das stillt nicht nur den Hunger, sondern reinigt den Körper auch. In der ayurvedischen Medizin wird es gerade darum so geschätzt.

Eine weitere Möglichkeit, dem Hunger ein Schnippchen zu schlagen, besteht darin, die Konzentration auf etwas anderes als Essen zu lenken. Lesen Sie ein gutes Buch, telefonieren Sie mit einem Freund, hören Sie Musik oder richten Sie Ihr Bewusstsein auf irgendetwas, was Spaß macht und Sie ablenkt.

→ **Soziale Pflichten:** Das Abendessen ist beliebt, um soziale Kontakte zu pflegen. Für viele Menschen bietet der Abend die einzige Chance, Zeit mit dem Partner, der Familie oder Freunden zu verbringen. Planen Sie keine Dinner-Cancelling-Tage ein, wenn Sie wissen, dass Ereignisse wie Geburtstage, Einladungen oder Geschäftsessen anstehen, oder verschieben sie Ihren Dinner-Cancelling Tag kurzfristig – hier gilt es, Prioritäten gegeneinander abzuwägen und dies sollte so passieren, dass Sie den Spaß an der Sache nicht verlieren. Genauso aber gilt: Sie können sich auch mit einem Glas Molke oder Tee zu Ihren Freunden oder der Familie an den Tisch setzen. Anfängliche Verwunderung wird schnell weichen, wenn die anderen merken, dass es Ihnen mit Ihrer Wellness-Strategie ernst ist.

Stimmen Sie Dinner-Cancelling-Tage mit Ihrer Freizeitplanung ab und finden Sie dabei das für Sie richtige Gleichgewicht!

Lassen Sie sich von Ihrer Entscheidung, etwas für Ihre Gesundheit, Ihr Aussehen und Ihre Lebensenergie zu tun, nicht von gesellschaftlichen Pflichten abhalten. Wenn Sie klar äußern, warum Sie jetzt einige Tage in der Woche oder auch öfter Dinner-Cancelling praktizieren und auch dazu stehen, werden die anderen Ihre neue Gewohnheit schnell akzeptieren. (Und vielleicht sogar mitmachen!)

→ **Schlafprobleme:** Dinner-Cancelling schenkt Ihnen eine Menge neuer Energie. Mitunter kann dies dazu führen, dass Sie weniger Schlaf brauchen. Das ist nicht weiter schlimm, doch wenn es zu Einschlafstörungen kommt, kann dies lästig werden. Einschlafschwierigkeiten können durch Zuckermangel im Gehirn verursacht werden. Durch einen kleinen Trick lässt sich dieses Problem jedoch leicht lösen: Nehmen Sie, bevor Sie zu Bett gehen, noch einen Teelöffel Honig zu sich oder lutschen Sie ein zuckerhaltiges Bonbon. Durch dieses kohlenhydratreiche Betthupferl – nachdem Sie sich natürlich die Zähne putzen sollten – überlisten Sie Ihr Gehirn und schlafen viel leichter ein.

Gegen Einschlaf-schwierigkeiten hilft ein Teelöffel Honig oder ein Bonbon.

Übrigens: Wenn Sie Ihr Schlafzimmer gründlich lüften, die Heizung ausschalten und ein Säckchen mit getrocknetem Lavendel in die Nähe Ihres Kopfkissens legen, werden Sie nicht nur eine gute Nacht, sondern auch süße Träume haben.

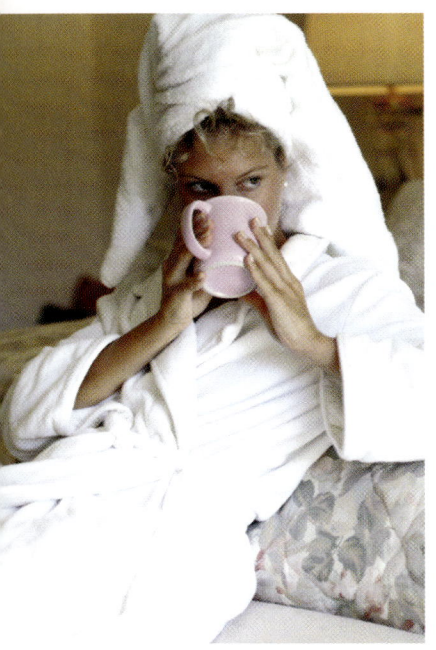

Ausgesprochen nachtaktive Menschen sind nicht die besten Kandidaten fürs Dinner-Cancelling – doch es gibt Alternativen!

Breakfast-Cancelling ...

Keine Mahlzeit belastet den Verdauungsapparat so stark wie das Abendessen. Und keine andere Mahlzeit füllt unerwünschte Fettspeicher so schnell auf. Dinner-Cancelling ist daher die optimale Methode, um abzuspecken und die Einlagerung belastender Stoffe ins Bindegewebe zu verhindern. Dennoch gibt es einige Menschen, die sich mit dieser Methode einfach nicht anfreunden können – der Grund dafür kann in ihrem Biorhythmus liegen.

Wenn Sie eine ausgesprochene Nachteule sind und erst dann richtig aktiv werden, wenn andere ins Bett gehen, müssen Sie sich möglicherweise nach einer Dinner-Cancelling-Alternative umsehen.

Gehören Sie zu den Menschen, die morgens spät aufstehen und nachts noch lange arbeiten oder das Nachtleben genießen? Wenn ja, dann könnte es schwierig für Sie werden, die Dinner-Cancelling-Methode anzuwenden. Wenn Sie bis in die frühen Morgenstunden durchhalten müssen (oder wollen), ist es durchaus sinnvoll, noch ein spätes Abendessen zu sich zu nehmen. Allerdings sollten Sie dann unbedingt darauf achten, dass Sie dabei wenig Fett, aber viele Vitamine und Mineralstoffe aufnehmen – denn wer die Nacht zum Tage macht, braucht besonders viel Powerstoffe.

Die Dinner-Cancelling-Alternative für Nachtschwärmer heißt *Breakfast-Cancelling*. Wer lange wach bleibt, neigt ohnehin nicht dazu, früh aufzustehen – und so bietet sich diese Methode förmlich an.

Breakfast-Cancelling ist einfach: Verzichten Sie vor 12 Uhr auf feste Nahrung und überbrücken Sie die Zeit bis zum Mittagessen, indem Sie mindestens einen Liter Wasser, Lapacho- oder Früchtetee trinken. Verzichten Sie jedoch in dieser Zeit auf Kaffee. Da Ihr Körper in der Nacht viel Flüssigkeit verliert, sollten Sie die »Wassertanks« schnell wieder auffüllen – Kaffee entwässert und führt somit dazu, dass Sie nur noch mehr austrocknen.

Da Sie durch Breakfast-Cancelling Kalorien sparen, können Sie auch mit dieser Methode unerwünschte Pfunde verlieren. Als Anti-Aging-Strategie und zur Entlastung der Organe ist Dinner-Cancelling jedoch zweifellos das bessere Konzept.

… und weitere Cancelling-Methoden

»To cancel« heißt nichts anderes als »streichen« oder »ausfallen lassen«. Und natürlich gibt es sehr viele Möglichkeiten, bestimmte Nahrungsmittel oder Substanzen aus dem Ernährungsplan zu streichen. Im Gegensatz zu Dinner-Cancelling eignen sich die folgenden Cancelling-Methoden nicht unbedingt als Langzeit-Strategien. Dennoch sollten Sie sie ab und zu einsetzen, da Sie dadurch schädliche Ernährungsgewohnheiten loswerden können.

Prüfen Sie Ihre Essgewohnheiten und streichen Sie daraus ganz gezielt schlechte Gewohnheiten – das stärkt Ihr Körperbewusstsein und Ihre Gesundheit!

> Durch zeitlich befristete Cancelling-Strategien, wie z.B. Alkohol- oder Süßigkeiten-Cancelling, können Sie Suchttendenzen in Ihrer Ernährung erkennen und sich von negativen Essmechanismen befreien.

Ob Allergiker, Vegetarier oder Veganer, manche Menschen haben sich die Cancelling-Methode schon ganz automatisch zur festen Gewohnheit gemacht, indem sie auf den Verzehr gewisser Nahrungsmittel verzichten. Die folgenden Cancelling-Beispiele dienen als Anregung zum Experimentieren. Es handelt sich um einfache Wellness-Techniken, um Kurzstrategien, durch die Sie Körper und Seele entlasten und Ihre Gesundheit stärken können.

Ohne dass wir es merken, konsumieren wir oft ganz unbewusst Substanzen, die uns belasten und uns viel Energie rauben. Dann wird es Zeit, negative Mechanismen einmal bewusst zu durchbrechen – einfach indem Sie für eine von Ihnen festgelegte Zeit auf bestimmte Nahrungsmittel verzichten. Probieren Sie einmal die ein oder andere der folgenden Cancelling-Techniken aus und Sie werden ein ganz neues Körpergefühl entwickeln.

Stärken Sie Ihr Ernährungsbewusstsein, indem Sie ab und an auf bestimmte Genussmittel verzichten.

Alkohol-Cancelling

Alkohol gehört nicht zu den Nahrungs-, sondern zu den Genussmitteln. Das heißt nichts anderes, als dass niemand Alkohol braucht, um überleben zu können. In unserem Kulturkreis ist der Alkoholgenuss allgemein akzeptiert. Das ist nicht überall auf der Welt so, denn streng genommen ist Alkohol eine Droge, die wie alle Drogen Gefahren in sich birgt – für die Gesundheit, aber auch für das Wahrnehmungsempfinden.

Abgesehen von den verheerenden Folgen für Leber und Gehirnzellen, liefert Alkohol jede Menge leere Kalorien. Mit einigen Gläsern Bier oder Wein am Tag machen Sie die Erfolge jeder noch so effektiven Diät zunichte. Mit etwa 7 kcal pro Gramm enthält Alkohol mehr Kalorien als Eiweiß oder Kohlenhydrate (jeweils 4 kcal/Gramm)!

Zwei Wochen lang keinen Tropfen Alkohol trinken – das sensibilisiert, stärkt die eigenen Kontrollmechanismen und wirkt wie eine kleine Wellness-Kur für Körper und Geist.

Ob Sie ganz auf Alkohol verzichten wollen oder nicht, ist Ihre Entscheidung. In Maßen genossen muss Alkohol der Gesundheit nicht schaden, ein Glas Rotwein etwa gilt aufgrund seiner positiven Wirkung auf die Herzfunktion sogar als empfehlenswert. Und auch Bier hat positive Eigenschaften – es stärkt die Nerven und hilft beim Einschlafen. Letztendlich ist es nur eine Frage der Dosis, ob Alkohol nützt oder schadet.

Auch wenn kleine Mengen Alkohol also durchaus vertretbar sind – beim Alkohol-Cancelling sollten Sie einmal bewusst auf Alkohol verzichten. Und zwar ganz und gar! Setzen Sie sich einen festen Zeitrahmen – eine Woche ist das Minimum, besser sind 14 Tage. Nehmen Sie sich eisern vor, in dieser Zeit keinen Tropfen Alkohol zu trinken, weder Hochprozentiges noch Wein, Bier oder Sekt.

Falls Sie regelmäßig Alkohol trinken, ist Alkohol-Cancelling eine gute Methode, Ihre Kontrolle darüber zu behalten. Abgesehen davon wirken sich ein oder zwei alkoholfreie Wochen sehr reinigend auf Körper und Seele aus. Auch wird sich nach dieser Zeit Ihr Alkoholkonsum vermutlich reduzieren, weil Sie sich dafür sensibilisiert haben. Lassen Sie sich überraschen.

Fastfood-Cancelling

Ein Monat ohne Fastfood – für gesundheitsbewusste Menschen, die prinzipiell einen großen Bogen um Hamburger-Restaurants machen, ist das sicher kein Problem. Doch für die meisten stellt diese Cancelling-Methode durchaus eine große Herausforderung dar. Fastfood-Ketten gehören zu unserem Alltag. Sie passen gut in unsere Zeit, in der alles immer möglichst schnell gehen muss. Und wer zwischen zwei Terminen gerade mal eine halbe Stunde Zeit hat, kommt leicht in Versuchung, sich an einem Stand »mal schnell« eine Bratwurst einzuverleiben.

Egal ob Pommesbude, Hamburger-Restaurant oder Bratwurststand – alle Schnellimbiss-Stuben haben eins gemeinsam: Hier wird schnell gekocht und schnell gegessen. Die meisten Fastfood-Gerichte enthalten viel – oft billiges, minderwertiges – Fett, fettreiches Fleisch und so gut wie keine Vitamine. Wussten Sie, dass Sie mit einem Hamburger und einer Portion Pommes mit Mayonnaise bereits rund 1000 Kalorien aufnehmen? Um die gleiche Menge Kalorien ohne Fastfood aufzunehmen, müssen Sie z.B. 1 Teller Tomatensuppe + 1 Portion Kabeljau in Weißweinsoße + 1 Portion Nudelsalat (ohne Mayonnaise) + 2 Scheiben Weißbrot + 1 Joghurt + 2 Äpfel essen.

Bewusst genießen, sich Zeit für sein Essen nehmen und aus seiner Mahlzeit ein Fest der Sinne machen – all das ist das Gegenteil von Fastfood. Durch Fastfood-Cancelling können Sie nicht nur viel für Ihre Figur tun, Sie können auch wieder lernen, ganz ohne Stress und Zeitdruck zu essen. Verzichten Sie für eine von Ihnen festgelegte Zeit ganz auf Schnellimbisse. Nehmen Sie sich stattdessen eine Thermoskanne, etwas Obst, einen Joghurt, ein belegtes Brot oder Ähnliches mit. So vermeiden Sie Heißhungeranfälle und können der Versuchung widerstehen, am Imbissstand gedankenlos jede Menge Kalorien in sich hineinzustopfen.

Ohne Fastfood tun Sie nicht nur etwas für Ihre Figur und Ihre Gesundheit, sie beleben auch eine wichtige Esskultur wieder, die da heißt: langsam und bewusst genießen.

Süßigkeiten-Cancelling

Versuchen Sie einmal, eine Woche lang ganz ohne Süßigkeiten auszukommen. Kein Kuchen, keine Schokolade, keine Kekse! Süßigkeiten schmecken zweifellos gut, doch zum Überleben brauchen wir sie wahrlich nicht. Zucker – insbesondere chemisch isolierter Industriezucker, also unser handelsüblicher weißer Zucker – wird von Naturheilkundlern für die Entstehung zahlreicher Beschwerden mit verantwortlich gemacht.

Im Gegensatz zu den komplexen Kohlenhydraten, die in Obst, Gemüse, Brot und vielen anderen Lebensmitteln natürlicherweise vorkommen, ist weißer Zucker ein reines Industrieprodukt. Dass Zucker schlecht für die Zähne ist, steht außer Frage. Inwiefern weißer Zucker jedoch als Vitamin-B-Räuber Stoffwechselprobleme verursacht und an der Entstehung von Erkrankung wie Allergien, Akne und Hyperaktivität bei Kindern beteiligt ist, darüber streiten sich die Geister – sowohl die der Experten als auch die der Verbraucher.

Reduzieren Sie Ihren Zuckerkonsum – mit Süßigkeiten-Cancelling durchbrechen Sie die Abhängigkeitsspirale.

Fest steht, dass Zucker viele leere Kalorien liefert, denn er enthält weder lebenswichtige Mineralstoffe noch Vitamine oder andere Vitalstoffe. Süßigkeiten enthalten aber meist nicht nur Zucker, sondern auch jede Menge Fett und sind somit die reinsten Kalorienbomben.

Glauben Sie, dass es Ihnen schwer fällt, einmal eine oder sogar zwei Wochen ganz auf Süßigkeiten zu verzichten? Probieren Sie es aus!

Wie bei vielen anderen Dingen ist auch der Konsum von süßen Leckereien vor allem eine Sache der Gewohnheit und je mehr Sie davon essen, desto mehr verlangt Ihr Körper immer wieder danach. Durchbrechen Sie diesen Teufelskreis und greifen Sie stattdessen zu Obst oder Trockenfrüchten. Damit entlasten Sie Ihren Körper von schädlichen Substanzen und verhindern überflüssige Fetteinlagerungen.

Move your Body – Sich regen bringt Segen

Die vier Ziele der Dinner-Cancelling-Strategie haben Sie kennen gelernt:

1. Reduktion überflüssiger Pfunde
2. Reinigung des gesamten Organismus und Entlastung der Organe
3. Verjüngung des Körpers und Verzögerung des Alterungsprozesses
4. Aktivierung der Lebensfreude und Lebensenergie

Indem Sie die Dinner-Cancelling-Strategie konsequent anwenden, können Sie alle diese Ziele nahezu gleichzeitig erreichen. Durch regelmäßige Bewegung können Sie viel dazu beitragen, dass Sie noch schneller ans Ziel kommen und dass all Ihre Erfolge von Dauer sind.

Bewegung schützt uns vor Krankheiten, stärkt unseren Organismus und steigert unseren Kalorienverbrauch – die beste Methode, um sich langfristig fit zu halten!

Nichts unterstützt das Abnehmen, die Entschlackung des Körpers und die Verjüngung des gesamten Organismus so sehr wie etwas Bewegung. Wissenschaftler haben viele Beweise dafür gesammelt, dass wir umso länger leben, je mehr wir uns bewegen. Die meisten Zivilisationskrankheiten, die unsere Lebenserwartung senken, entstehen vor allem durch Bewegungsmangel.

Wenn Sie Dinner-Cancelling praktizieren und zusätzlich etwas mehr körperliche Bewegung in Ihr Leben bringen, ist dies wertvoller für Sie als jede Medizin der Welt:

Kombinieren Sie Dinner-Cancelling mit Bewegung!
So erreichen Sie Ihre Ziele schneller und besser!

◆ Figurprobleme bekommen Sie in kürzerer Zeit in den Griff.
◆ Sie können gezielt an Problemzonen wie Bauch, Po und Beine arbeiten.
◆ Sie aktivieren vermehrt Glückshormone.

◆ Sie bauen Stress besser ab.
◆ Ihr Immunsystem bringen Sie so auf Hochtouren.
◆ Die Produktion von »Jungbleib-Hormonen« wird kräftig angekurbelt.
◆ Ihr Körper wird wirkungsvoll entgiftet.
◆ Sie verfügen über mehr Energie zur Erledigung Ihrer Aufgaben.
◆ Sie schützen sich gegen Müdigkeit und depressive Verstimmungen.

Um in die Vorzüge körperlicher Bewegung zu kommen, müssen Sie nicht gleich zum Sportler werden. Ganz im Gegenteil – wer Leistungssport betreibt, gefährdet seine Gesundheit oft mehr, als ihr zu nützen. Der goldene Mittelweg ist – gerade für die schlanke Figur – der wirkungsvollste. Gönnen Sie sich daher möglichst täglich einige kleine Bewegungseinheiten. Das ist leichter, als Sie denken. Es gibt viele Möglichkeiten, körperlich aktiv zu werden und auf diese Weise etwas für sein Aussehen und seine Gesundheit zu tun. Und dazu brauchen Sie weder Hanteln noch einen teuren Fitnessvertrag.

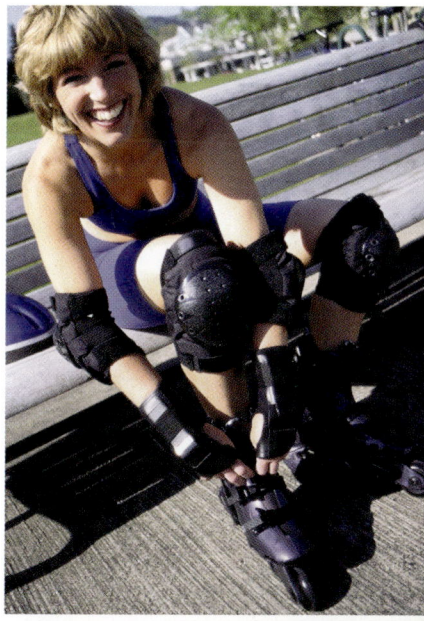

Nützen Sie stattdessen im Alltag jede Gelegenheit, Ihren Kreislauf in Schwung zu bringen:

◆ Gehen Sie einmal täglich (oder mindestens viermal in der Woche) spazieren. Schon 20 Minuten genügen.
◆ Lassen Sie das Auto stehen und fahren Sie mit dem Rad zum Einkaufen.
◆ Benützen Sie die Treppe und lassen Sie Aufzüge und Rolltreppen links liegen.
◆ Unterbrechen Sie Sitzmarathons. Stehen Sie zwischendurch immer wieder einmal auf, gehen Sie einige Schritte durchs Zimmer und schütteln Sie Arme und Beine kräftig aus.
◆ Gehen Sie zum Tanzen. Beim Tanzen können Sie Konditionstraining mit dem Vergnügen an schöner Musik verbinden. Wer auch nur eine halbe Stunde tanzt, verbraucht dabei bereits zwischen 100 und 200 Kalorien.
◆ Gehen Sie kürzere Strecken zu Fuß. Steigen Sie eine Haltestelle früher aus, denn auch so verschaffen Sie sich etwas mehr Bewegung.

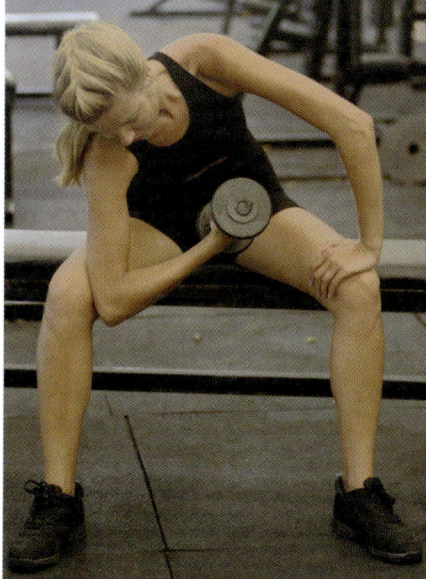

♦ Nutzen Sie jede Aktivität, die Ihnen Spaß macht, um in Schwung zu kommen. Ob Sie lieber Federball spielen, auf Inline-Skates durch den Park rollen, einen Aerobic-Kurs belegen oder im Sommer eine Runde durch den See schwimmen – wählen Sie Sportarten, die Sie gerne machen und die sich mit Ihren Freizeitplänen gut verbinden lassen.

Schaffen Sie sich kleine Inseln der Ruhe

Dinner-Cancelling ist eine sanfte Form des Fastens. An Dinner-Cancelling-Tagen befreit sich Ihr Körper von schädlichen Ablagerungen. Sie können ihm dabei ein wenig »unter die Arme greifen« – und zwar ganz einfach dadurch, dass Sie sich etwas Ruhe und Erholung gönnen.

Falls Sie die Möglichkeit dazu haben, sollten Sie die Abende, an denen Sie fasten, für schöne und entspannende Tätigkeiten nutzen. Auf diese Weise können Sie Belastungen des Tages besser und schneller abbauen.

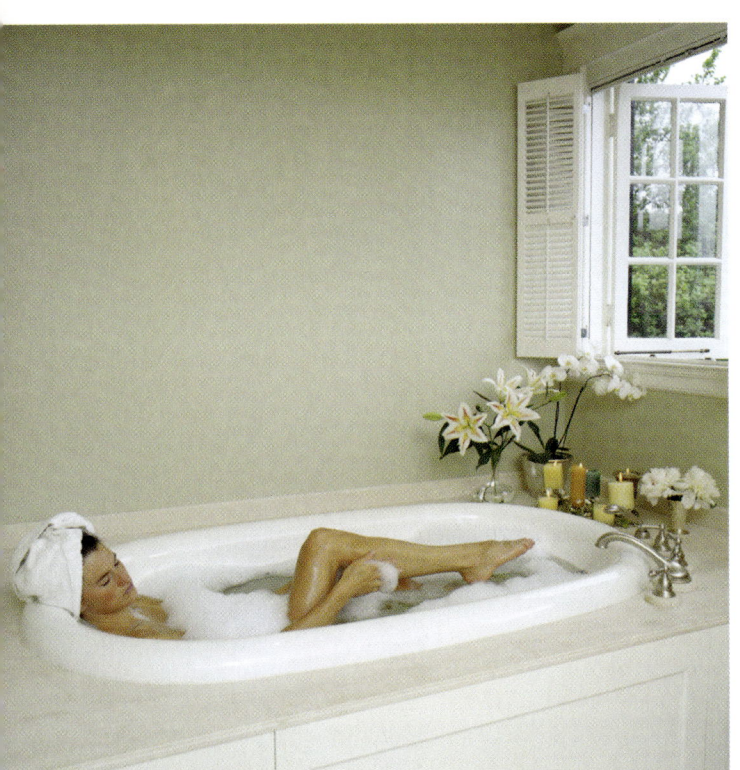

Kleine Erholungspausen genügen meist schon, um den negativen Folgeerscheinungen einer allzu hektischen Lebensweise einen Riegel vorzuschieben. Wenn Sie Dinge unternehmen, die Ihnen körperlich und seelisch gut tun, wird dadurch automatisch Stress abgebaut. Gönnen Sie sich diesen Luxus regelmäßig, denn sonst bringen Sie sich in Gefahr: Stress öffnet den Freien Radikalen, die unsere Zellen schädigen und den Alterungsprozess beschleunigen, Tür und Tor.

Nutzen Sie Dinner-Cancelling-Tage, um die Seele baumeln zu lassen. Da Sie weder kochen noch in eine Gaststätte gehen müssen, gewinnen Sie etwas zusätzliche Zeit. Sie können diese Zeit sinnvoll nutzen – zum Beispiel um sich wieder mehr auf das Wesentliche: auf sich selbst zu konzentrieren. Nehmen Sie sich nicht immer nur Zeit, um anderen Menschen alles recht zu machen, sondern achten Sie auch darauf, Ihre eigenen Bedürfnisse zu erkennen und ihnen zu entsprechen.

Es gibt unendlich viele Möglichkeiten, um sich zu entspannen, zur Ruhe zu kommen und Körper und Seele mit neuen Energien aufzutanken. Machen Sie aus Dinner-Cancelling-Tagen kleine Inseln der Ruhe, indem Sie Dinge tun, die Ihr Wohlbefinden verbessern:

◆ Gönnen Sie sich ein heißes Bad mit duftenden Badeölen.
◆ Legen Sie sich auf Ihr Sofa, schließen Sie die Augen und hören Sie entspannende Musik.
◆ Geben Sie einige Tropfen ätherisches Lavendel- oder Orangenöl in eine Duftlampe und genießen Sie, wie das beruhigende Aroma allmählich den Raum erfüllt.
◆ Nehmen Sie sich Zeit, ein Märchen oder einen schönen Roman zu lesen.
◆ Schreiben Sie Tagebuch. Schreiben Sie alles auf, was Sie erlebt haben, was Ihnen gut und was Ihnen weniger gut gefallen hat. Notieren Sie auch, welche Ziele Sie haben und was für Träume Sie sich gerne noch erfüllen würden.
◆ Gehen Sie in die Sauna oder ins Dampfbad. Nehmen Sie sich einige Stunden Zeit, um in die Wärme einzutauchen und die entspannenden Wirkungen dieser wohltuenden Wärme auf Körper und Seele zu genießen.

Mit Dinner-Cancelling haben Sie eine Methode kennen gelernt, die Sie dabei unterstützen wird, wieder mehr auf Ihren Körper zu hören und sich auf seine Bedürfnisse einzulassen. Und zugleich eine Strategie, die Sie leicht und unkompliziert in Ihren Alltag integrieren können. Schon bald werden Sie die positiven Effekte des Dinner-Cancellings spüren und das wird die beste Motivation dafür sein, es zur Gewohnheit werden zu lassen. Dabei wünsche ich Ihnen viel Erfolg!

Ihr Dieter Grabbe

Literaturempfehlungen

Axt P. / Axt-Gadermann M.: *Vom Glück der Faulheit*. München 2001

Despeghel-Schöne M. / Alamouti D. / Pütz J.: *Anti-Aging*. Köln 2001

Diamond H.: *Fit fürs Leben – Fit for Life*. München 1992

Grabbe D.: *Move & Relax*. München 2002

Grabbe D.: *Stretch & Relax*. München 2002

Helberg D.: *Die Fit for Fun Diät*. München 2000

Lamy J. / Zacker C.: *Fatburner, Nahrungsmittel zum Abnehmen*. München 1998

Meidinger W.: *Schlanker Genuss durch Fatburner*. München 1999

Schwarz A. / Schweppe R.: *Lapachotee für Vitalität und Gesundheit*. München 2001

Schwarz A. / Schweppe R.: *Praxisbuch NLP*. München 2000

Sesterhenn-Gebauer B.: *Entschlacken einmal pro Woche*. München 1999

Truckenmüller E.: *Natürlich schlank für immer*. München 2002

Wilson P.: *Das kleine Buch der Ruhe*. München 2000

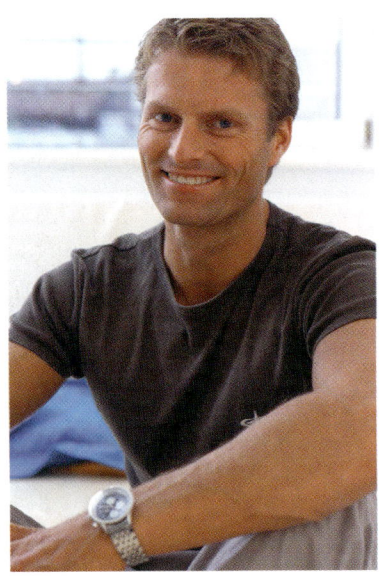

Zum Autor

Der renommierte Personal Trainer Dieter Grabbe, wohnhaft in München, hat sich in den neunziger Jahren erfolgreich als Gesundheits- und Ernährungsberater positioniert. Heute zählen große Unternehmen, Prominente und Profisportler genauso zu seinem Kundenkreis wie Fitnessinteressierte, die seine Seminare besuchen. Dinner-Cancelling, Low-Fat-Strategie und Fatburner sind Themen seiner Seminare.

Internet: www.healthcontrol.de